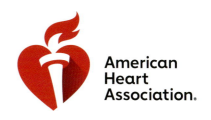

BLS（一次救命処置）

インストラクターマニュアル

©2021 American Heart Association
日本にて発行: Global Speed 2-6-34, Takashima, Nishi-ku, Yokohama-shi, Kanagawa, 220-8515 Japan. 登録番号: 0107-03-002847
ISBN: 978-1-61669-870-6. 日本語版　20-2104JP. 印刷日: 3/21

オリジナル英語版
Basic Life Support Instructor Manual
©2020 American Heart Association

謝辞

このマニュアルの作成にあたり，AHA BLS プロジェクトチームの献身に心より感謝し，その意をここに表す：Jose G. Cabañas, MD, MPH; Jeanette Previdi, MPH, RN; Matthew Douma, RN; Bryan Fischberg, NRP; Sonni Logan, MSN, RN, CEN, CVN, CPEN; Mary Elizabeth Mancini, RN, PhD, NE-BC; Randy Wax, MD, MEd; Sharon T. Wilson, PhD, RN, FCN; Brenda D. Schoolfield; および AHA BLS 国際プロジェクトチーム。

日本語版：松本尚浩，佐藤浩之，秋場研，佐方祐貴，河波弘晃，山寺圭，境田康二，安田貢，遠藤智之，木下隆，軍神正隆，鈴木淳一，武安法之，矢野隆郎，山本憲康，および AHA ECC International BLS Project Team.

 このテキストの最新情報や修正情報を入手するには，www.international.heart.org にアクセスしてください。

目次

パート1
概要   **1**

- 本インストラクターマニュアルについて   1
- インストラクターの重要な役割   2
- コース計画と補助教材   3
- トレーニングにおける蘇生教育科学の導入   9
- コース修了のためのテスト   17
- コース後   20
- プロバイダーカードの更新   21
- インストラクタートレーニング   22

パート2
コースの準備   **25**

- コースの概要   25
- コースの対象者   27
- コース計画と補助教材   28

パート3
コースの指導   **33**

- インストラクター用指導教材   33
- コースの概要と日程   37

パート4
テスト   **45**

- コース修了のためのテスト   45
- 成人に対するCPRおよびAEDスキルテストチェックリスト   49
- 乳児に対するCPRスキルテストチェックリスト   53

パート 5
BLS レッスンプラン 　　　　　　　　　　　　　　　　　　　　　　1-33

パート 6
HeartCode® BLS レッスンプラン 　　　　　　　　　　　　　　　1-30

BLS インストラクター用リソース

これらのリソースは **CPRverify.org** から利用できる。

受講前資料
器材リスト
受講者向け事前案内の例（教室でのコース）
受講者向け事前案内の例（HeartCode BLS）
オプションのレッスンを含む BLS コース日程のサンプル
オプションのレッスンを含む HeartCode BLS 日程のサンプル
オプションのレッスンを含まない HeartCode BLS 日程のサンプル

コース教材
成人に対する CPR および AED スキルテストのチェックリスト
成人に対する CPR および AED スキルテストの重要なスキルの説明
乳児に対する CPR スキルテストのチェックリスト
乳児に対する CPR スキルテストの重要スキルの説明
チームダイナミクスの構成図
BLS プロバイダーによる質の高い CPR 要素のまとめ
BLS レッスンプラン
HeartCode BLS レッスンプラン

パート 1

概要

本インストラクターマニュアルについて

アメリカ心臓協会（AHA）は本インストラクターマニュアルを再構成し，蘇生トレーニングの科学的理論と教育方針，また当協会のトレーニングコースを実施するための基本設備について説明する導入セクションを追加した。パート 1 では，新しくインストラクターとなる人に対し，AHA インストラクターとしての第一歩を支援する重要かつ実用的なツールを提供する。また，熟練したインストラクターに対しては，すべての AHA コースの設計に組み込まれている科学的理論と教育方針に関する洞察を提供する。情報の中には，主にAHA のより高度な蘇生コースに適用されるものも含まれているが，これらは一次救命処置（BLS）のインストラクターにとっても有益な情報である。本インストラクターマニュアルのその他のパートでは，本コース特有の情報について説明する。

パート 1

インストラクターの重要な役割

AHA コースの最終的な目的は，心疾患を有する患者，特に心肺蘇生（CPR）や救急心血管治療（ECC）を必要とする患者の予後を改善することにある。AHA インストラクターは，学習と練習を通じて受講者の技術を向上させることにより，現実の人間の救命に貢献する特有の機会を有している。インストラクターは ECC コースの教育的設計を使用して，できるかぎり現実の救急現場に近い状況を再現する必要がある。AHA コースではこのような方法により，次の救急現場で最適な行動ができるよう受講者の準備を整えることができる。

AHA インストラクターの役割は，以下のような方法により受講者を支援することである。

- 最新版の『心肺蘇生と救急心血管治療のための AHA ガイドライン（AHA Guidelines for CPR and ECC）』に従った効果的なケース管理を実演する
- 質の高い治療をモデルとして示す
- 目的とする結果に重点を置きながら，円滑にディカッションを進める
- 受講者の反応に耳を傾け，学習の概念を理解できるようにフィードバックを行う
- 受講者の行動を観察し，必要に応じて指導を行う
- 良い点を指摘したり，間違いを正すためフィードバックを行う
- ディスカッションとシミュレーションを管理し，教室での講習時間を有効に活用して学習効果を最大に高める
- 各シミュレーション前のプレブリーフィングと各シミュレーション後の体系的なデブリーフィングを主導および促進し，モデルを示す

一部の AHA インストラクターは，ブレンデッドラーニング（blended Learning）コースの指導も担当する。これらのコースは，受講者がコースの一部をオンラインで受講する e ラーニングと，インストラクター主導による実践セッションを組み合わせたものである。ブレンデッドラーニングコースの詳細については本マニュアルで後述する。

インストラクターに要求される事項

最新の科学情報

科学技術や教育に関する情報の更新は，定期的に発生する。AHA では，このような更新情報をリリース時に確認できるよう，以下のリソースを参照することを強く推奨している。

- 「ECC Beat」などの AHA インストラクターネットワーク（**www.heart.org/instructors**）
- AHA のウェブサイト（**www.international.heart.org**）
- 『心肺蘇生と救急心血管治療のための AHA ガイドライン』（**eccguidelines.heart.org**）

インストラクターネットワーク

AHA では，インストラクター向けのリソースとしてインストラクターネットワーク（the Instructor Network）を提供している。インストラクターはここで，AHA の ECC プログラムと蘇生科学に関する最新リソースと参照情報にアクセスすることができる。

すべての AHA インストラクターは AHA への登録とトレーニングセンターとの提携が求められる。トレーニングセンターによって提携が承認されなければ，インストラクター用コンテンツにはアクセスできない。登録方法に関する指示については，**www.heart.org/instructors** にアクセスすること。登録の際には，ユーザー同意書に同意する必要がある。「AHA は提携を解消または拒否する権利を有する。」

登録と提携承認が完了したら，指導訓練科目すべてに適用されるインストラクター ID 番号が付与される。この番号は，インストラクターカードと，担当クラスの受講者のすべてのコース修了カードに表示される。提携するトレーニングセンターが変わっても，この番号は変更されない。

コース計画と補助教材

教室でのコースや実践セッションの前に十分な時間をとって，インストラクターマニュアル，レッスンプラン，プロバイダーマニュアル，その他の受講者用資料やビデオをよく読み，内容を確認すること。事前の準備が指導の成功と評価への鍵となる。

ビデオとレッスンプラン（パート5および6）を確認するときは，コースがどのように構成されているか，またインストラクターおよび受講者に何が期待されているのかに注目する。必要に応じて，レッスンプランにメモを取る。

この準備は重要であり，これによりコースをより効果的に指導できるようになり，コースの展開に従って取るべき行動を予測できるようになる。これは，コースの一部で実習やテストを受けてもらうために受講者をまとめる場合やビデオを使って情報を伝える場合，ディスカッションを円滑に進める場合，器材を配布する場合，デブリーフィングを行う場合，試験または実践テストを実施する場合に特に当てはまる。

コースの案内

AHAがアメリカ合衆国外の国際インストラクターたちに提供しているCPRverifyでは，名簿を入力してeカードを発行することができる。コースを探している受講者は，ECC Global Connector **http://www.heart.org/internationaltraining** にアクセスし，最寄りのITCを見つけて連絡することができる。

教材の注文

インストラクターは，書籍およびその他の補助教材を，トレーニングセンターを通じて，または **https://international.heart.org/en/how-to-buy** から代理店に直接，注文することができる（注：日本では書店で購入するのが一般的）。

ただし，コース修了カードを注文できるのは，トレーニングセンターのコーディネーターだけである。トレーニングセンターのコーディネーターと協力して，担当の受講者が確実にカードを受け取れるようにすること。

AHA教材の著作権

AHAの書籍およびその他のトレーニング教材の著作権はAHAにある。AHAによる事前の書面による同意なしに，これらの教材の一部または全部を複製することはできない。

詳しい情報，およびECCテキストまたはその他の教材の再販，複写，または使用の許可については，**copyright.heart.org** を参照すること。

喫煙に関する方針

トレーニングセンターは，AHA ECCトレーニングのプログラム実施中は，教室およびトレーニング施設を常時全面禁煙とする必要がある。

コース修了カード

トレーニングセンターのコーディネーター，またはトレーニングセンターのコーディネーターに任命されたその他の公認の国際トレーニングセンターの代表者のみが，承認された訓練科目のコース修了カード（eカードまたは印刷カード）を注文するための機密セキュリティコードを使用することができる。トレーニングセンターのコーディネーターはこのコードを機密にしておくこと。トレーニングセンターのコーディネーターは，このコードなしにコース修了カードを注文できない。

トレーニングセンターのコーディネーターは，AHAに対してセキュリティコードに関する最終責任を担う。セキュリティコードの紛失，盗難，開示，または無許可使用の疑いがある場合，トレーニングセンターのコーディネーターはAHAに直ちに報告しなければならない。

AHAは，コードの機密性を保持するために必要であると判断した場合，コードを変更する場合がある。

機密セキュリティコードの悪用は，国際トレーニングセンターの契約の終了につながる場合がある。

コース修了カードの詳細については，**CPRverify.org** にある『ECC コースカードリファレンスガイド』を参照すること。

コース器材

すべての AHA ECC コースでは，主要なスキル（気道管理，適切な手の位置，胸骨圧迫の深さ，胸壁の戻りなど）の実演が可能なマネキンや器材が必要である。AHA は，成人の CPR スキルを指導する AHA のすべてのコースで，機器を搭載した指示フィードバック装置またはマネキンを使用することを義務付けている。

AHA は特定のブランドのマネキンまたはその他の器材の宣伝または推奨を行わない。使用する器材のブランドまたはモデルは，トレーニングセンターの責任において決定する。

担当のコースや実践セッションで用いる器材の詳細なリストは，本インストラクターマニュアルのパート 2 に掲載されている。

「忠実度が高いシミュレーションと低いシミュレーション」

BLS の指導においては，数十年間にわたりシミュレーターが使用されてきた。シミュレーターを使用することで，受講者は実際の患者の蘇生を行う際に必要な臨床スキルを練習し，向上させる機会を得ることができる。

技術の進歩により，医療従事者はより簡単に病態生理学的徴候を観察できるようになった。また，シミュレーターの種類も大幅に増加している。中にはオレンジを使った筋肉注射の練習のような単純で時代遅れのものもある。他方では，コンピュータ制御機器により特定の手順の練習における外観と手触りをよりリアルに再現するような，より洗練されたものもある。プラスチックの品質改善により，タスクトレーニング用器具（気道確保用の練習モデルなど）の用途が広がり，よりリアルなものになっている。また，多くのマネキンに実物そっくりの特徴や機能強化が施されている。

「忠実度が高い」という言葉は「高度なテクノロジー」の同義語として使用されてきたが，「忠実度」とは，特定の学習目標に関連する現実感のレベルを示すものである。そのため，「忠実度が高い」という言葉には非常に現実に近いシミュレーションであるという意味が含まれている。その一方で，「忠実度が低い」と言った場合は，現実とのギャップを埋める想像力が受講者に要求されることを意味する。これらの定義は，装置自体ではなく，受講者の経験に基づくものである。

高度なテクノロジーと忠実度が高いシミュレーションは訴求力が高く，受講者の満足度を高めるかもしれない。しかし，より簡素なシミュレータと比較して学習効果が必ず高くなるわけではなく，コストだけが大幅に上昇する場合もある。実際，市場にあるどのような製品でも，実際の人間をまさしくリアルに再現しているものは存在しない。

「忠実度が高い」マネキンは，チームワークおよびスキルの統合に役立つと思うかもしれないが，現実感を高めることでシナリオのどの側面が向上するのかは明確ではない。学習プロセスを臨床での実践に反映させるには，忠実度が高いマネキンより，受講者にとって適切なケースや状況を用意することや，器材を受講者が現場で使用するものと一致させることのほうが重要である可能性がある。インストラクターは手元にあるリソースを使用して最適なアプローチを構築することにより，受講者を満足させるとともに学習目標を達成する「忠実度が高い」環境を作り出すことができる。

フィードバック装置は，胸骨圧迫のテンポ，深さ，胸壁の戻り，換気の回数と量を正確に測定することができる。このフィードバックをコース全体およびテストで使用し，受講者が考えなくても（自動的に）実施できるようになるまで練習に活用すべきである。自動的に実施できるようにするには，受講者がこれらのスキルを一貫して正しく実行すること，チームリーダーとチームメンバーが他者の正しい手順を確認することが重要である。

「感染防護措置」

安全で衛生的な環境が教室内で保たれていることを確認するのは，インストラクターの責任である。トレーニングセッションではマネキンに直接手を触れる機会があることと，他の受講者に近接するということを，事前に受講者に伝えておく。

コース教材とともに事前送付されるコース案内で，感染症に罹患している場合や体調がすぐれない場合，または手や口，口のまわりに開いた傷口や切り傷がある場合には，コース参加を見合わせるべきことを通知しておく必要がある。参加者およびインストラクターは，感染症の活動期にある場合，または感染症にさらされたという合理的な理由がある場合，CPR研修を延期しなければならない。

「器材とマネキン消毒」

潜在的な感染リスクを低減するため，すべてのマネキンおよびトレーニング器材は各講習終了後に徹底的に清掃する必要がある。CPRの実習およびテストに使用したマネキンは，受講者1人が使用するたびに特別な処置を必要とする。またAHAでは，マネキンの使用と維持管理についてメーカーの推奨事項に従うことを強く推奨している。メーカーの推奨事項がない場合は，講習の実施中および終了後に下記のガイドラインを使用することができる。

開講中

- 受講者とインストラクターは，適切な手洗い法により良好な衛生状態を保つこと。
- 各自が人工呼吸用フェイスシールドを使用する場合，コース中および終了後のマネキン清掃について挙げられている汚染除去のすべての推奨事項を常に順守すること。さらに，各使用者が汚染にさらされるリスクを低減するために，使用中は受講者全員がフェイスシールドの同じ面をマネキンに当てるようにすること。
- コース中にフェイスシールドを使用しない場合（ダイレクトに呼気吹き込みを行う場合）は，受講者1人がマネキンを使用するたびに，70%エチルアルコールの消毒剤を染み込ませた専用の清浄綿でマネキンを消毒すること。
    - パッケージを開け，清浄綿を取り出し，広げる。
    - マネキンの口と鼻を清浄綿で強くこする。
    - 清浄綿で口と鼻をぴったりと覆う。
    - そのまま30秒間放置する。
    - 清潔なペーパータオルなどでマネキンの顔の水分を拭き取る。
    - 人工呼吸の練習を続ける。

講習終了後

- メーカーの指示に従ってマネキンを分解する。マネキンの分解と消毒作業を行う作業者は，感染防護手袋を着用し，終了時に手を洗うこと。
- トレーニング中に感染の可能性のある体液に接触したマネキンのパーツは，各講習の終了後できるだけ速やかに清掃し，汚染物質がマネキンの表面で乾燥するのを防止する。
- マネキンが清掃前に24時間以上保管されていた場合は，以下の手順に従う。
    - すべての表面，再使用可能な保護フェイスシールド，およびポケットマスクを，温かい石鹸水とブラシで念入りに洗浄する。
    - すべての表面を，500 ppm以上の遊離塩素を含む次亜塩素酸ナトリウム溶液（水道水約4Lあたり家庭用漂白剤4分の1カップ）に10分間浸す。この溶液は講習のたびに新しく作り，使用後は廃棄すること。4分の1カップ以上の濃度を使用しても効果が高まることは証明されておらず，マネキンが変色するおそれがある。
    - すべての表面をきれいな水で洗い流し，自然乾燥させてから保管する。

- マネキンのパーツを食器洗い機で洗浄するよう推奨しているメーカーもあるため，使用するマネキンのメーカーに問い合わせ，この方法が適切かどうか判断すること。マネキンの素材によっては食器洗い機で損傷することもある。
- 使い捨てのマネキンの人工肺は，各講習終了後に交換すること。
- マネキンの衣服と収納ケースは，定期的に，または汚れた場合に洗浄すること。
- 講習で使用するその他の器具は，病院の方針に従ってメンテナンスすること。受講者が触れる面は消毒液を使用して拭き取ること。

コース教材

インストラクターとして登録されると，コース指導の準備に役立つ案内文書，フォーム，およびその他の教材のテンプレートを，CPRverify から入手することができる。コースや実践セッションの準備に必要なことを受講者に連絡する事前案内など，これらの教材の一部はカスタマイズが必要である。

「レッスンプラン」

すべての AHA ECC インストラクターマニュアルには，以下を目的とするレッスンプランが記載されている。

- インストラクターによるコースの進行を助ける
- 各コースの内容の一貫性を保つ
- インストラクターが各レッスンの主要な目標に集中できるようにする
- コースにおけるインストラクターの責任を説明する

インストラクター用のレッスンプランは，コース前，コース中，スキル実習およびテストセッション時に表 1 のように使用するよう作成されている。

表 1. レッスンプランの使用方法

タイミング	使用方法
コース前	レッスンプランを確認し，受講者の役割と環境に基づいて，強調したいことをメモする。 • 各レッスンの目標を特定する。 • 各レッスンプランでの自分の役割を定義する。 • 各レッスンで必要なリソースを収集する。
コース中	• 各レッスンプランに従ってコースを進める。 • 各ビデオセグメントの内容を受講者に周知する。 • 各レッスン用のすべてのリソース，器材，用品が整っていることを確認する • 各レッスンで指定されている目標をすべての受講者が達成できるように支援する。 • チームとして取り組み，互いに協力するよう受講者に促す。 • 臨床現場で実践できる最高のパフォーマンスと改善を後押しする雰囲気を作り出す。
スキルテスト前の練習中	受講者は，スキルテストの特定の部分に関して疑問を抱く場合がある。レッスンプランは，そうした質問に答える際のインストラクターの資料となる。

「プロバイダーマニュアルの使用」

受講者は，各自 1 冊，最新版のプロバイダーマニュアルを所持していなければならない。コースの前に目を通し，コース中およびコース後に資料として使用する。レッスンプランには，コース中に受講者にプロバイダーマニュアルの特定のセクションを参照させるタイミングが示されている。

プロバイダーマニュアルは，各自で使用するよう設計されており，受講者の教育の不可欠な要素である。受講者は，新しい蘇生ガイドラインが公開されるまで，または更新期間中は，各自のマニュアルを再利用できる。

ブレンデッドラーニングコースを受講する受講者は，オンライン受講時にプロバイダーマニュアルおよびその他の参考教材を閲覧できる。受講者が参考教材にアクセスできる期間は，オンライン講習用キーの有効化を行った日から最大2年間である。受講者には，教室に電子機器を持ち込み，このような電子資料にアクセスすることを許可すること。

受講者に合わせた調整

「コース詳細の特定」

コースで指導を行う前に，以下のコースの詳細を特定する。

- 受講者
- 受講者数
- 特殊な要件や地域のプロトコール
- 教室の条件
- コース器材

実施するコースや実践セッションのタイプに応じた詳細は，パート3に記載されている。

「コースの柔軟性」

AHAでは，インストラクターが各コースを受講者のニーズに合わせて調整することを許可している。このようなコースの柔軟性の一例として，レッスンの一部に地域のプロトコールについてのディスカッションが組み込まれている場合がある。具体的な例については，パート2を参照すること。

コースを変更する場合は，このマニュアルで概説されている基本的なコース内容に付加する形で変更する。そのため，その分コースの所要時間が長くなる。インストラクターは，コースのレッスンや構成要素を削除してはならない。コースへの追加や変更は，AHA以外の教材として明示する必要がある（「AHA以外のコンテンツ」のセクションを参照）。一部のエビデンスは，「コースに内容を追加すると，学習と定着が実際に低下する場合がある」ことを示している。コースに追加の教材を入れることは最善の手法とは見なされていないが，必要なレッスンやコース内容が削減されたり短縮されたりしない限り，インストラクターは関連するトピックを追加することができる。

「AHA以外のコンテンツ」

インストラクターとして最も受講者の役に立てるのは，特定の受講者のニーズに応えるよう調整ができている場合である。地域に固有の情報，器材，または専門分野固有のコンテンツを加えることで受講者の役に立つことが明らかであり，AHA以外のコンテンツを講習または配布資料において取り上げる予定である場合は，以下の規則に従うこと。

- 必須となっているAHAのレッスンまたはコースのコンテンツは削減したり短縮したりしないこと。
- コースの変更は，インストラクターマニュアルに記載された基本のコンテンツに追加する形で行う。
- コンテンツの追加によってコースの所要時間も長くなる。
- 追加のトピックや情報については，必要なレッスンの流れを妨げないように，コースの「最初または最後」に説明する。
- 地域固有のプロトコールまたは手順がAHAのプロセスと一致しない場合（新たな薬剤，専門的な技術を代わりに使用するなど）は，受講者に対して「地域固有である」ことを明確に示す必要がある。
- AHA以外のコンテンツについては，「AHAにより認証または確認されたものではない」ことを明示し，情報源を受講者に開示しなければならない。
- 使用する副教材は，リードインストラクター（上級コースの場合にはコースディレクター），およびトレーニングセンターのコーディネーターが承認する必要がある。
- 改訂した日程（アジェンダ）およびクラスで共有した印刷教材については，コピー1部を保存するコースファイルに入れておくこと。
- AHA以外のコンテンツに関するテストは行わないこと。受講者がAHAの定義するコース修了要件を満たしたら，その受講者に対しAHAコース修了カードを必ず発行すること。

「特別な支援が必要な受講者」

- AHA はアメリカ障がい者法の要件またはその他の法律，規則，または規制に関してトレーニングセンターに対するアドバイスはしていない。トレーニングセンターは該当する法律に準拠するよう必要な措置を決定すること。AHA は弁護士の助言を受けることを推奨する。
- 受講者には，コース修了カードを取得するためにすべてのコース修了要件を適切に修了する能力が求められる。マネキンの配置，テキストリーダーの使用，試験内容の読み上げなど，必要に応じて合理的な対応を行うことができる。
- 受講者が障がいのためにスキルテストを適切に修了できない場合，クラス受講の書面による記録に，適切に修了できなかったテスト内容の一覧を添えて受講者に渡す。
- アドバイザー BLS コース修了カードは，HeartCode® BLS コースの知識習得部分に合格したものの，CPR の身体的スキルを実行することができない受講者に発行される。障がいのある HeartCode BLS 受講者は，CPR の実施方法と自動体外式除細動器（Automated External Defibrillator，AED）の使用方法を適切に他者に説明することにより，アドバイザー BLS カードを取得することができる。受講者は各自の職場がこれらのカードを承認していることを確認する必要がある。アドバイザー BLS カードは，認証を受けたトレーニングセンターのみが，AHA のポリシーに従って発行することができる。

トレーニングにおける蘇生教育科学の導入

2018年の『AHA Scientific Statement（AHA科学的提言）』に掲載された研究『Resuscitation Education Science: Educational Strategies to Improve Outcomes From Cardiac Arrest（蘇生教育科学：心停止の予後を改善するための教育戦略）』によれば，プロバイダーのスキルは標準的な蘇生コースの受講後わずか数週間で低下し始める可能性があり，心停止患者の不十分な臨床ケアと生存転帰の不良につながるおそれがある。『Resuscitation Education Statement（蘇生教育に関する提言）』は，プロバイダーによる重要スキルの習得と維持のレベルを向上させる，以下のような戦略を支持するエビデンスを提示している。

- 完全習得学習：受講者が重要な蘇生スキルを完全に習得できるよう，完璧にマスターしたことを示すまで受講者に練習させる。AHAコースは，受講者がビデオによる実演を見ながら，シナリオに沿ってグループで実習するための時間を設けている。AHAインストラクターの役割は，フィードバックと指導を行い，受講者の実習時間を有意義で効果的なものとすることにある。

- 習うより慣れる（継続は力なり）：受講者に重要スキルの実演を要求する完全習得学習モデルを使用し，受講者が達成すべき最低到達基準を設定する。受講者は，AHAコースのビデオによる実演により，正確かつ一貫した蘇生スキルを観察し，ビデオを見ながらグループシナリオに従って練習することができる。受講者が完全にスキルを習得し，スキルテストを受ける準備が整うまで，練習する時間を十分に与えること。

- 受講者を動機づけるためのパフォーマンス評価：観察可能な行動を基にしてパフォーマンス基準を設定する。患者の予後にとって重要なパフォーマンスを決定し，時間，正確さ，最も効率の良い手法などの基準を設定すること。すべてのAHAコースに含まれているスキルテストチェックリストは，重要スキルの合格基準を設定しており，インストラクターが受講者のパフォーマンスを測定し記録できるようになっている。

- 集中的な練習：完全習得が難しい行動や自動的に行うべき行動を習得させるため，体を動かす練習とフィードバックを組み合わせたスキルを反復する「集中的な練習」を行う。

- スキルの維持を図るため過剰学習を利用：時間とともに忘れやすい行動や，完全習得レベルを維持することが難しいスキルについては，「過剰学習」により最低到達基準以上のトレーニングを行う。

- 反復学習：より頻繁に，より短い学習セッションに参加する受講者は，新しい知識や手順を維持できる可能性が高い。eラーニング，復習イベント，およびその他の方法によって，予定されたトレーニング以外の学習機会を増やすことにより，講習後のトレーニングを強化することができる。Resuscitation Quality Improvement®は，プロバイダーが職場で定期的にスキルを練習して学習を強化するために使用できる，低負荷高頻度のトレーニングの一例である。インストラクターは，コースイベントの間に定期的なスキル復習の機会を提供することができる。

- 文脈学習：受講者の実践範囲と直接関連したトレーニングは，受講者の積極的な参加を促し，自らの習熟度を高める意欲を引き出すことができる。各グループアクティビティに適したチーム構成，役割，状況を設定し，適切なレベルのストレスと学習負荷をかけることを検討すること。

- プレブリーフィング，フィードバック，デブリーフィング：
    - プレブリーフィング：実習前に事前説明をすることで，受講者は心の準備ができ，安心して学べる環境を作り出せる。このプレブリーフィングはインストラクターと受講者の間に親密な関係を築き，受講者が受講後のフィードバックをより受け入れやすくする。
    - フィードバックとデブリーフィングにおけるデータの使用：受講者の改善にはパフォーマンスを示すデータが必要である。これには，インストラクター，他の受講者，および装置からのデータが含まれる。
    - デブリーフィングツール：デブリーフィング用のツールや台本は，学習成果の改善に焦点を当てた方向性とコンテンツを提供することにより，インストラクターによるデブリーフィングの効果を向上させる。

- 評価：受講者の習熟度の評価は，効果的な蘇生チームの形成に欠かせない要素である。各受講者の知識とスキルを幅広く把握するため，各コースを通じてさまざまな質の高い評価を計画すること。

- 革新的な教育戦略：最新情報に対する新しいアクセス手法は，一般の人の行動意欲，プロバイダーのパフォーマンス，および生存率を改善する可能性がある。例えば，ゲーム方式の学習は受講者の積極的な参加を促し，ソーシャルメディアは多人数の聴講者に対し情報をすばやく提供できる。
- ファカルティ・デベロップメント：初期のインストラクタートレーニングは不可欠だが，生涯学習に向けて努力するようインストラクターを奨励することは，トレーニングを重視する文化の醸成，受講者の啓発，および教室体験の強化につながる。
- 知識の転換と実践のための戦略：プロバイダーが会得した知識を臨床現場で活かすことができなければ，最良のエビデンスをいくら評価しても患者の生存率を改善することはできない。『Resuscitation Education Statement（蘇生教育に関する提言）』によれば，科学的知識を臨床現場での実践に転換する手法を改善することは，発展途上の研究分野であり，心停止管理における新しい発見よりも多くの人命を救う可能性がある。AHAコースでは，蘇生スキルとともにチームスキルの教育を行っており，デブリーフィングなどのツールを使用して，受講者が重要スキルの実施方法だけでなく実際の蘇生現場における行動を評価・分析する方法を学習してチームのパフォーマンス改善に貢献できるよう支援している。

質の高いCPRの重要性

用手胸骨圧迫と人工呼吸で構成される質の高いCPRは，心停止の傷病者に対する救命蘇生の基礎である。心臓と脳への血流を維持することは，薬物の投与といった他の介入処置に先立ち最優先される。個人およびチームは，心停止時の蘇生処置中，常に心拍出量を維持することに集中する必要がある。

院外および院内の心停止では，CPRが実施されていない，あるいは実施されても中断が多すぎる事例が数多くみられる。CPRスキルの定着に関する研究では，CPRトレーニング後は，数日，数週間，数か月単位でCPRスキルが著しく劣化するパターンが示されている。CPRは，CPRが必要とされるすべての学習ステーションにおいて，各受講者のパフォーマンスを支援する視聴覚的フィードバック装置を使用してリアルタイムで実行する必要がある。これは高い能力を持つチームを形成するために非常に重要である。また，胸骨圧迫の割合（CCF）（心停止中に胸骨圧迫が行われる時間の割合）は，学習ステーションにおけるパフォーマンスの向上を後押しするものだが，圧迫をリアルタイムで実行しないと測定できない。人工呼吸においても，最適なパフォーマンスを確保するため，時間を計測するか，リアルタイムの視聴覚的フィードバックを利用する必要がある。これは練習時だけでなく，テストの際にも，現実の救急現場にも当てはまる。

すべての受講者には，コース評価において救命スキルを実演する前に，質の高いCPRを練習する機会が与えられる。

成人の心停止患者に対する質の高いCPRの要素は，以下のとおりである。

- パフォーマンスの改善を支援する自動フィードバック装置を使用して，強く（少なくとも5 cm）圧迫する。
- 1分あたり100～120回のテンポで速く押す。
- 胸骨圧迫の中断は10秒以内に留める。
- CCFは80％以上を理想とする。
- 胸骨を圧迫した後，胸壁が完全に元に戻るのを待って再び圧迫する（圧迫と圧迫の間に胸部にもたれかからないこと）。
- 過剰な換気を避け，胸の上がりが目で確認できるように人工呼吸を1回につき1秒かけて行う。
- 約2分ごとに，または圧迫担当者が疲労する前に，圧迫担当を交代する。

高度なチームワーク

蘇生チームにおける高度なチームワークは，質の高いCPRを提供し，生存率を高めるための非常に重要な要素である。患者の心停止の転帰の成功はチームに依存するという事実にもかかわらず，蘇生スキルの能力は個人において検証されることが非常に多い。受講者は高度なチームワークについて学習し，教室でそれを練習する。

高い能力を持つチームは，心停止中の適切な手順について，タイミング，質，連携，および運用を，効果的に組み合わせている（図1）。これら4つの重要分野には，以下の詳細が含まれる。

- **タイミング**：最初の圧迫までの時間，最初の電気ショックまでの時間，80％以上を理想とするCCF，電気ショック前の中断の最小化，救急医療サービス（EMS）対応までの時間の短縮
- **質**：圧迫のテンポ・深さ・胸郭の戻り，中断の最小化，2分ごとまたは疲労する前の圧迫担当の交代，過剰な換気の回避，フィードバック装置の常時使用
- **連携**：チームダイナミクス，チームメンバーの協力，役割の習熟
- **運用**：リーダーシップ，測定，CQI（継続的な質向上），参加するコードチームメンバーの数

チームの機能は，施設により，またあらゆる院外環境において異なる。方針および手順，ならびに受講者の地域のプロトコールを知ることは，インストラクターの準備に不可欠である。

図 1. 生存率を高めるため，高い能力を持つチームが重視する分野。

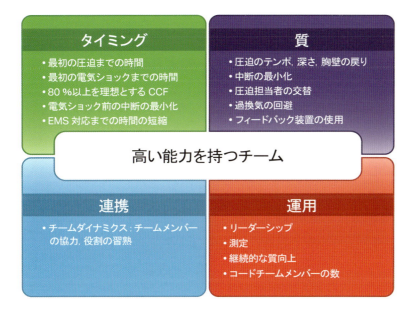

蘇生チームにおける CPR コーチの役割

心停止を起こした傷病者の治療にあたる際，蘇生チームは数多くの重要なタスクを実行しなければならない。これらのタスクを効率的に調整することは，患者の予後を改善するために非常に重要である。チームリーダーは一般的に，多数の重要タスクの監督に加え，BLSスキルのパフォーマンスを監視する責任を負う。これほど多くのタスクを同時に調整することは難しく，治療の遅れや過誤につながるおそれがある。

そのため，現在では多くの蘇生チームで，CPRコーチ（蘇生手順の確認・指示を担当する現場指揮者）という役割を設けている。CPRコーチは，質の高いBLSスキルのパフォーマンスを支援し，チームリーダーが臨床ケアの他の側面に集中できるようにする。複数の研究結果により，CPRコーチのいる蘇生チームは，CPRコーチのいないチームより，質の高いCPRをより高いCCFおよびより短い中断時間で実施できることが示されている。

CPRコーチは独立した役割とする必要はなく，モニター／除細動器担当者の現在の職務に加えることが可能である。CPRコーチの責任は，CPRの開始時から発生する。主要な目的は，チームメンバーが質の高いBLSスキルを実施できるようコーチングし，胸骨圧迫における中断を最小限にするよう支援することである。以下は具体的な役割を簡単にまとめたものである。

CPR の開始の調整：患者の脈がないと判定したら，CPR コーチは直ちに「私が CPR の指導を担当します。脈がありませんので，圧迫を始めてください。」と言って動作を促す。次に CPR コーチは圧迫を最適に実施するための環境を整える。これには，ベッドとベッドレールを下げること，踏み台を用意すること，あるいは傷病者を回転させてバックボードと除細動パッドを配置することなどが含まれる。これらの行為は圧迫担当者の疲労防止に寄与し，質の高い圧迫を可能とする。

胸骨圧迫と人工呼吸の質を高めるための指導：CPR コーチは，胸骨圧迫と人工呼吸の質を高めるために以下のことを行う。

- CPR フィードバック装置から得た客観的データを伝達し，圧迫担当者のパフォーマンス改善を助ける。CPR の質に関するチームメンバーの目視での評価は，一般に不正確である。
- 圧迫（深さ，テンポ，胸の戻りなど）と人工呼吸（換気回数，量，胸骨圧迫と人工呼吸の比率（必要な場合）など）のパフォーマンスを指導する。
- 特定の中央目標値をチームメンバーに伝え（100〜120 回/分ではなく 110 回/分のテンポで圧迫するよう伝えるなど），胸骨圧迫と人工呼吸を推奨範囲内で実施できるようにする。
- 修正のためのフィードバックを提供し，具体的な肯定（圧迫の深さは適切です，など）を伝えることで CPR スキルの良好なパフォーマンスを後押しする。

プロバイダーの交代と除細動のための調整：CPR コーチは，プロバイダーが交代したり除細動器を使用したりする際の中断時間を最小限に抑えるための支援を行う。中断時間を 5 秒未満とすることを目標とする。

以下に CPR コーチによる声かけの例を示す。「チームリーダー，次の脈拍チェックまで 30 秒です。次の圧迫担当者，今の担当者の近くで待機してください。私が除細動器をチャージした後，5 秒間カウントダウンします。圧迫担当者はカウント 1 になったら圧迫を止めてください。その後交代して次の担当者は胸の上に手を置いてください。脈拍をチェックしますので，チームリーダーは脈拍リズムを判定してください。電気ショックを行える脈拍リズムであれば直ちに電気ショックを実施し，胸骨圧迫を再開します。」

高度な気道確保器具の装着のための調整：CPR コーチは，高度な気道確保器具の装着のための調整を行い，圧迫における中断を最小限に抑える。CPR コーチはまず，チームリーダーと気道確保担当者が理解を共有していることを確認する。「圧迫を止めずに挿管を行う予定と理解しています。うまく行かなかったら，最大 10 秒間圧迫を中断して挿管を試みます。間違いありませんか？」次に，CPR コーチは挿管の開始を宣言し，必要に応じて圧迫中断の調整を行う。中断時間が 10 秒に達したら，CPR コーチは圧迫担当者に圧迫を再開するよう指示する。

「インストラクターへのヒント」

- CPR コーチは医療従事者であれば誰でもなることができる。ただし，最新の BLS プロバイダーカードを保有しており，CPR コーチの責任を理解し，圧迫担当者と気道確保担当者を効果的に指導してパフォーマンスを向上させる能力があることを実証する必要がある。
- CPR コーチは除細動器担当者の隣，圧迫担当者を直接監視できる場所に位置をとる。
- CPR コーチは絶えず声かけをしてコーチングを続ける必要があるため，患者の治療の他の側面を妨げないよう声のトーンやボリュームを調節しなければならない。
- CPR コーチはチームリーダーの役割を尊重すべきであり，リーダーシップを取ろうとする意思を示してはならない。常にチームリーダーに情報を提供して理解を共有し，重要なタスクと決定について確認を求める必要がある。

CCF の計算

医療従事者は，フィードバック装置または 2 つの手動タイマーを使用することにより，CCF を機械的に計算することができる。1 つ目のタイマーで蘇生処置の開始から終了または自己心拍再開までの蘇生処置の合計時間を計測し，2 つ目のタイマーで胸骨圧迫の合

計時間を計測する。胸骨圧迫時間を計測する際は，圧迫を開始または再開するたびに2つ目のタイマーを開始し，圧迫が中断されるたびに停止する。胸骨圧迫時間を蘇生処置の合計時間で割ると，CCFを算出できる。

CCF＝実際の胸骨圧迫時間／蘇生処置の合計時間

プレブリーフィング

実習開始前の効果的なブリーフィング（「プレブリーフィング」）は，安全な学習環境の構築に役立つ。

教育担当者はプレブリーフィングを通じて，受講者に対し，ミスは想定され得るものであり学習の機会として利用すべきこと，またメンバー間でのリスクの分担が奨励されることを伝え，心理的な安心感を醸成することができる。効果的なプレブリーフィングは受講者とインストラクターの間に親密な関係を築く。また，パフォーマンスの目標を明確にし，セッションで重視されるパフォーマンスフィードバックの側面を明示することによって，期待されていること（例えば，タイミング，資源，目的（トレーニングなのか評価なのか））を受講者に理解させ，フィードバックに対する受容性を高める。

- プレブリーフィングでは，失敗をしてもよく，失敗から学ぶことができる支援的な学習環境を確立する必要がある。
- これには，重要なパフォーマンス目標とパフォーマンスに期待されることの強調，行っている練習の重要性の強調，受講者がフィードバックをスムーズに受けられるような準備，デブリーフィングがいつどのように実施されるかの説明などが含まれる。
- シミュレーションに関するルールを設定し，リアリズムを追求すること。
- 高い能力を持つチームになるには，目標を設定し，その後体系的なデブリーフィングでこれらの目標が達成されたか議論する必要がある。

フィードバックとコーチング

受講者がスキルを習得できるよう，ときには手助けをする必要がある。これには，コミュニケーションに関する専門知識と教育的創造性が必要となる。AHAコースの基本方針は，必要なスキルをコース中に習得できない受講者でも，できるようになるまで練習できるというものである。インストラクターは個々の受講者に合った効果的で適切な手法を見つけて使用するよう努めるべきである。通常，成人向け学習原則とデブリーフィング技術を組み合わせることで，高い効果を期待できる。以下にいくつかの提案事項を示す。

- 特定のシナリオまたはスキルステーションの目的を，受講者と見直す。
- 望ましい行動が見られた場合は，良い点を指摘する。望ましくない行動が見られた場合は自由回答形式の質問を行い，受講者の思考過程を確認する。
- 受講者が目標を達成するまで，必要であれば同じシナリオを繰り返し使用する。

デブリーフィング

デブリーフィングは，体系化された，エビデンスに基づく，受講者に焦点を当てたプロセスであり，威圧感・圧迫感のない環境で行われる。これは，受講者が取った行動，いつそれを行ったか，そしてなぜそれを行い，どのように行ったか，どのように改善できるかということを受講者が考える際に支援する方法である。

効果的なデブリーフィングセッションでは，インストラクターの観点のみを伝えるのではなく，インストラクターが質問して，受講者に自らの行動を分析するよう促す。このアプローチは，インストラクターの観点ではなく，受講者が考え，行うことに重点が置かれているため，受講者は実践においてレッスンを思い出し，応用できる可能性が高い。

「フィードバックとデブリーフィングの比較」

単純なフィードバックは，通常，インストラクターが目にした受講者の行動を是正するための活動で，ある間違いを正すことにより他の間違いを生んでしまうという予期しない結果をもたらす可能性のある手法である。一方で効果的なデブリーフィングは，受講者が特定の行動を取った理由に焦点を当てたものであり，各受講者の考え方を修正することができる。一般的に受講者が取る行動には自身が納得できる理由がある。優れたデブリーフィングは，受講者が自らの行動を見直し，より深く理解することを助ける。

デブリーフィングはシンプルなフィードバックより時間を要するが，受講者の理解を見直すことにより，レッスンを実際の生活により適用できるようになり，今後の行動により持続的な影響を及ぼす。

「効果的なデブリーフィングの特徴」

効果的なデブリーフィングは，目的に合致し，かつパフォーマンス基準をどのように達成するかに焦点を置いたものでなければならない。具体的には，インストラクターは設定されたデブリーフィングプロセスに注目し，状況に合わせてデブリーフィングを調整し，デブリーフィング用の台本を使用してデブリーフィングの効果を高める必要がある。また，受講者が実際の臨床診療後のデブリーフィングプロセスに対する準備を整えられるよう，デブリーフィングのモデルを示すための機会としてトレーニングをとらえる必要がある。

受講者の改善にはパフォーマンスを示すデータが必要である。これらのデータも可能な限りデブリーフィングに含めるべきである。蘇生教育において提供される定量的データは，インストラクター，CPR装置，シミュレーターからのデータなど，複数のソースから得る必要がある。一部のデータはリアルタイムで使用できるが，その他のデータはデブリーフィングにおいて使用される。

フィードバックとデブリーフィングは，全体的なカリキュラム設計の一部であり，単独で行うべきものではない。これらの教育における強力な介入は，包括的なカリキュラム設計を検討する際の不可欠な要素である。

効果的なデブリーフィングセッションの特徴を以下に示す

- 積極的な参加
- 受講者によるディスカッション
- 自己分析
- 応用
- 情報の完全な処理

効果的なデブリーフィングでは，受講者は以下を行う

- 起きたことを分析して評価する
- 受講者が状況を管理するためにツールがいかに役立つかを認識する
- 自己批評の習慣を身に付ける

推奨されるのは，構造化された根拠に基づくデブリーフィングであり，受講者の知識と考え方に重点が置かれた，学習者が中心となったデブリーフィングモデルである。この手法は，行動科学のエビデンスに基づく結果を利用し，批判的思考に焦点を当て，受講者が自身の動機およびパフォーマンスを分析するよう奨励する。これは，受講者が何を，なぜ，どのように，いつ行ったのか，またどのように改善できるのかということを受講者に考えさせる，効果的かつ体系的なプロセスである。

構造化された根拠に基づくデブリーフィングでは，以下の簡単な3つの手順に従って，包括的で効果的なデブリーフィングを実現する。

- イベントに関する情報を「収集」する。
- 正確な記録を使用して情報を「分析」する。
- 目標の達成度を「要約」して，将来の改善に役立てる。

構造化された要素は，表2に示す3つの具体的な段階で構成されている。根拠に基づく要素には対人的サポートの要素と，プロトコール，アルゴリズム，および最も有力なエビデンスの使用などの要素がある。各ケースシナリオの後には十分な時間を取って，デブリーフィングセッションを実施する。

表 2. 構造化された根拠に基づくデブリーフィングのプロセス

段階	目標	行動
情報収集	各ケースにおいて何が起こったかを尋ね，蘇生処置中共通のメンタルモデルを形成する。受講者の言うことに耳を傾け，受講者がシミュレーションについて何を考えどのように感じているかを理解する。	・チームリーダーの感想を聴く。 ・高い能力を持つチームから情報の明確化や補足を求める。
分析	受講者に自身の行動に対する熟考と分析を促す。	・蘇生処置中の正確な記録を確認する。 ・観察結果を報告する（正しい手順と正しくない手順の両方）。 ・受講者がシミュレーション時のパフォーマンスについて熟考および検証し，デブリーフィング時の認識について熟考できるよう支援する。 ・セッションの目標に継続して重点が置かれるように，デブリーフィング中の受講者の話の方向を調整する。
要約	学んだ教訓のうち実践に活かせるものを特定し確認する後押しをする。	・受講者からのコメントまたは記述を要約する。 ・受講者が高い能力を持つチームや個人の行動について，肯定的な面を特定できるようにする。 ・受講者が高い能力を持つチームや個人の行動について，変更や修正が必要な領域を特定できるようにする。

指導セッション中の学習の強化，受講者による自己批評，今後の臨床場面の熟考などの奨励を目的とするファシリテーターとして行動する。これにより，継続的な自己啓発が促進され，個々のコースを超えた長期的な効果が期待できる。

良いファシリテーターとは，話を聞くことや誠実な質問をすること，自由回答形式の質問をするスキルを効果的に使用し，受講者が各状況をどのように理解し，どのように考えたかを判断できる人物である。特定の「行動」を修正した場合，ある1つの行動にしか影響を与えないが，「アプローチ」を修正した場合は，さまざまな状況における受講者の行動に影響を与える。

適切な中断および沈黙によって，受講者が自身の考えをまとめるために必要な時間を与えることができる。プロトコールおよびアルゴリズムの有益性を示すことも，効果的な促進の一部である。

構造化された根拠に基づくデブリーフィングは，臨床現場で必要なスキルと技術の円滑な学習を支援する。また，実際の蘇生処置後のデブリーフィングは，医療従事者の将来の臨床現場におけるパフォーマンスを向上させるための戦略として役立つ可能性があるため，優れたデブリーフィング技法をモデルとして示し，奨励することも重要である。

文脈学習

蘇生トレーニングの核となるもう1つの概念は，受講者が現実に遭遇する状況・文脈に適用できるトレーニングを行うことである。

- 属性の異なる受講者間でも異なる事柄に関連性を見出すことを考慮し，受講者のタイプ，置かれている状況，それぞれの環境において入手可能なリソースに合わせて学習内容を調整する。
- 蘇生をシミュレーションする際は，マネキンの忠実度が高いだけでは不十分であることを認識し，状況に合わせて必要なマネキン機能を使用すること。これらの機能はトレーニングに対する受講者の積極的な参加を促し，関連学習目標達成に貢献する。
- チームの構成，役割，状況を担当の受講者グループに適したものにすることにより，チームトレーニングのリアリズムを強化する。
- 受講者に負荷をかけることを恐れない（受講者が無理と思わない範囲で）。受講者にとって適切な負荷は，学習への取り組みを深め，経験学習の効果を強化することができる。

コース修了のためのテスト

AHA がプロバイダーコース修了カードを授与する条件として，受講者はスキルテストと，インストラクター主導のコースの試験または HeartCode のオンライン部分を適切に修了する必要がある。

プロバイダーのスキルと知識を迅速かつ正確に提供することは，患者の生存のために非常に重要である。客観的かつ一貫性のある正確なテストを実施することは，このような救命スキルと知識の強化だけでなく，すべてのインストラクターが指導する内容に一貫性を持たせるうえでも重要である。

すべての AHA インストラクターは，以下のセクションで説明するすべてのスキルテストについて高水準のパフォーマンスを維持することが望まれる。

スキルテスト

スキルテストの実施中，受講者はインストラクターからの支援，ヒント，または指示をいっさい受けることなく，すべてのスキルの習熟度を実証する必要がある。

該当する訓練科目のインストラクターは，コースの主要な精神運動スキルに関する理論的な知識と習熟度について各受講者を評価する。AHA コース修了カードの発行には，該当する訓練科目の AHA インストラクターによる必須スキルテストを受けるか，または AHA e ラーニングコースにおいて AHA 承認の電子マネキンを使った必須スキルテストを受けることが必要である。

二次救命処置コースの受講者は，有効な BLS プロバイダーカードの保有を AHA に義務付けられているわけではないが，BLS スキルに習熟していることを実証することが求められる。トレーニングセンターは，有効な BLS プロバイダーカードをオプションとして要求することもできるが，カード提示を要求しても，BLS の内容とテストを上級コースで省略してよいということを意味するわけではない。

ブレンデッドラーニングコースの受講者のスキルテスト

インストラクターは，場合によってスキルの練習とテストをブレンデッドラーニングコースの実践セッションで実施する必要がある。これらのセッションにはパート 6 のレッスンプランを役立てることができる。実践セッションのスキルテストは，インストラクター主導のコースと同じように実施する必要がある。一部のスキルテストは，テスト実施中に他の受講者の参加を必要とする（詳細はパート 4 を参照）。

試験

試験では，ECC インストラクター主導のコースにおける学習知識の習得度を判定する。各受講者がコース修了の要件を満たすには，試験で少なくとも 84 ％の正答率を得る必要がある。

AHA は，e ラーニングコースまたは教室でのコースで実施する試験について，オープンリソースポリシーを採用している。「オープンリソース」とは，受講者が試験を受けるときにリソース（資料）を参照してもよいことを意味する。使用可能なリソースの例としては，プロバイダーマニュアルの印刷版または個人用デバイスで閲覧できる e ブック，受講者がプロバイダーコースの受講中に取ったメモ，『ヘルスケアプロバイダー向け ECC ハンドブック 2020（2020 Handbook of ECC for Healthcare Providers）』，『心肺蘇生と救急心血管治療のための AHA ガイドライン（AHA Guidelines for CPR and ECC）』，ポスターなどが挙げられる。ただし，他の受講者やインストラクターとの自由なディスカッションは，「オープンリソース」に含まれない。試験中は，受講者どうしで話し合ってはならない。

コース教材に添えて受講者に送る事前案内では，試験で使用するためプロバイダーマニュアルを教室に持参することの重要性を強調すること。e ブック版を使用している受講者は，インターネット接続がない場合に備え，プロバイダーマニュアルを自分の端末の e リーダーアプリにダウンロードして持参する必要がある。

試験はオンラインで実施されるが，ときには紙での試験が必要とされる場合もある。試験についての詳細な情報は，CPRverify に掲載されている。

オンラインではなくテスト用紙での試験を行う場合は，試験の採点をし，受講者が用紙を提出した後はすべての質問に答えること。正答率が 84 ％に満たない受講者は，知識と理解

の程度を確認するため，2度目の試験を受けるか，口頭での補習を受ける必要がある。受講者に2度目の試験を受けさせる場合は，初回の試験を受講者と一緒に見直し，受講者が不正解だった問題について学ぶ時間を与える。口頭での補習を行う場合，受講者に，間違って解答していた質問に口頭で答えてもらい，受講者がそれぞれの質問に正しく解答したかどうかを解答用紙に記録する。解答用紙には，補習が修了し受講者が合格点に達したことを記録する必要がある。

文字を読むことや文字で書かれた問題を理解することが困難な受講者がいる場合は，試験を読み上げてもよい。試験問題は書かれているとおりに読み上げ，正解を示唆するような読み方はしてはならない。必要であれば試験を口頭で翻訳してもよい。

ECC ブレンデッドラーニングヘルスケアコースでは，知識習得の評価がオンライン講習に組み込まれているため，受講者が教室での講習に出席した際に試験を行う必要はない。

試験のセキュリティ

試験の機密保持は最も重要である。

- すべての試験について機密性を確保し，コピーまたは教室外で配布されないように注意すること。
- 試験問題は著作権で保護されている。したがって，トレーニングセンターまたはインストラクターはいかなる形でも試験を改変することはできず，インターネットまたはイントラネットのサイトのような学習管理システムに試験を掲載することもできない。*
- テスト用紙での試験を実施する必要があるときは，指導しているコースのオンライン試験プラットフォームから必ず最新版を印刷すること。
- テスト用紙での各試験は配布枚数を管理する必要があり，配布したすべての試験用紙は試験時間の終了時にインストラクターに返却されなければならない。

*試験は複数の言語に翻訳されている。指導しているコースで翻訳された試験が必要な場合は，それが利用可能であるか，所属するトレーニングセンターのコーディネーターに確認してもらう。

補習 Remediation

「プロバイダーコース受講者の補習」

コースの一部を十分に実施できていない受講者に対しては，補習が必要になることがある。通常，これには多大なリソースを要し，コミュニケーションおよび教育関連の創造力の面で，相当量の専門知識が要求される場合もある。

基本原則として，必要なスキルをコース受講中に習得できなかったすべての受講者は補習を受けることができる。インストラクターは，受講者にとって効果のある適切な方法を見つけ出し，これを採用することに尽力すべきである。通常は，成人学習の原則とデブリーフィング技術を組み合わせることで，高い効果を期待できる。以下にいくつかの提案事項を示す。以下にいくつかの提案事項を示す。

- 受講者とともに，特定のシナリオまたはスキルステーションの目標について確認する。
- 望ましい行動が見られた場合は，良い点を指摘する。望ましくない行動が見られた場合は自由回答形式の質問を行い，受講者の思考過程を確認する。
- 受講者が目標を達成するまで，必要であれば同じシナリオを繰り返す。

別のインストラクターに補習を担当してもらうことを検討する。インストラクターが替わることにより，受講者にとって助けとなる別のアプローチを提供できる可能性がある。

コース実施時には，コース（または試験やスキルテスト）の特定のセクション内で補習を無事修了できない受講者が出てくる可能性がある。その場合，受講者は補習セッションを別に手配することができる。受講者は，コース修了カードを取得するにあたり，コースディレクターまたはリードインストラクターが期待する学習目標をすべて修了する必要がある。

受講者は，試験，スキルテスト，スキルステーションなどのすべての補習セッションを，元のコースの最終日から 30 日以内に修了する必要がある。補習日が，コース修了カードの発効日として表示される。

受講者が 30 日以内に補習を修了しなかった場合，コースは未修了とみなされ，コース修了カードは発行されない。

「インストラクター向けの補習に関する概念」

「補習 Remediation」とは，インストラクターが受講者に対して，コースの必要なスキルを習得するための機会を追加する，学習プロセスのひとつである。

「非公式な補習」は，コース全般で随時行われ，学習プロセスの一部となっている。例えば，ある受講者がスキルの習得に苦労している場合，練習やテストの順番を最後にすることができる。これにより，その受講者は他の受講者を観察して学習する時間をより多く持てることになる。

「正式な補習」は，受講者がスキルテストまたはコアケーステストステーションを正式に受験した後，習熟度を実証できなかった場合に行われる。休憩時や昼食時，講習終了時などに，受講者をインストラクターと 1 対 1 で練習させ，スキルの実施において改善の余地のある部分を判断する。次に，受講者に練習を促し，再テストを受ける準備ができたら申し出るように伝える。

正式な補習の必要性については，テストの終了後すぐ，個別で慎重な，かつ客観的なデブリーフィングによって受講者に伝えることが重要である。このとき，シナリオの重要行動目標を指針として使用する。

- まれな例外を除いて，どの受講者にも補習は有益である。
- 初回受講だけではコースのスキルや原則を十分に学習できなかった受講者に対しては，補習を実施するよう努めること。
- インストラクターのレッスンの進め方が受講者の学習形態と合わない場合もあるため，状況によってはインストラクターの交替も必要である。
- 成績の不振の原因が知識不足だと決めてかからないこと。受講者の成績は他の要因（個人的な問題，作業に関する問題など）によって左右される場合もある。
- 受講者が補習を受けた後も習得が困難な場合は，受講者の学習スタイルを検証し調整を行う必要がある場合もある。
- インストラクターの役割は，学習を促進することである。受講者に補習を行う際は，常に礼儀正しく丁寧で前向きで，プロフェッショナルかつ社交的な態度で臨む。

本マニュアルの後半のセクションに，補習に役立つ追加教材が掲載されている。

「成果を上げるための補習の手順」

補習を行うときには，以下の手順が役立つ場合がある。

- 受講者が適切に実行できなかった，重要な行動基準を再確認する。
- 自由回答形式の質問（デブリーフィングツール）を使用して，受講者の思考過程を確認し，必要に応じてこれを修正する。
- その他の要因（能力的な不安など）が受講者のパフォーマンスに影響したかどうかを特定する。
- 受講者の再テストには，同一の，または類似するシナリオを使用する（初回のシナリオが呼吸のケースだった場合は，再テストにも呼吸のケースを使用するなど）。
- 補習が必要なその他の受講者またはその他のインストラクターに協力を求め，高い能力を持つチームを編成してケースシナリオを管理する。
- 能力的な不安，またはインストラクターと受講者との相性が合わないことが要因となっている場合は，別のインストラクターに補習を行ってもらうよう依頼する。

インストラクターはコース中に知識やスキルの問題を修正できるようあらゆる努力をすべきである。これにより，受講者がコースの最後に正式な補習を受けなければならなくなる可能性を最小限に抑えることができる。

コース後

プログラムの評価

AHA にとって，AHA の教材およびインストラクターに対する継続的な評価と改善は重要である。各受講者には講習を評価する機会を与える必要がある。その機会を提供することはインストラクターとしての責務である。コース評価の実施方法にはいくつかのオプションがある。

- 紙面での評価：評価記入用のテンプレートがインストラクターネットワークから入手可能である。受講者全員がコース終了時に評価を記入してインストラクターに返却できるよう，十分な数のコピーを用意する。フィードバックに目を通し，記入済みフォームをトレーニングセンターのコーディネーターに送付する。
- オンライン評価（国際）：国際トレーニングセンターのインストラクターの受講者は，CPRverify™ コース修了カード（e カード）の申請前に，オンラインで評価フォームに入力することが推奨される。これに加えて，インストラクターは CPRverify にある評価用紙への記入を受講者に依頼できる。

プロバイダーコース修了カードの発行

コース要件を無事修了した各受講者には，AHA コース修了カードが発行される。詳細な情報は，CPRverify に掲載されている。

AHA コース修了カードの発行には，マネキンによるスキル実習とテストが必要である。その方法として，AHA e ラーニングコースの一環として AHA 承認の電子マネキンを使用する方法，または該当の訓練科目の AHA インストラクターが実施する方法がある。

コースの継続的教育／医学生生涯教育単位

ほとんどの ECC オンラインコースおよびブレンデッドラーニングコースは，継続的教育（CE）／医学生生涯教育（CME）単位を提供しており，CE 基準を満たすよう設計されている。この CE／CME 証明書は，受講者がコースを修了してその単位取得を請求した時点で自動的に作成される。これは修了証明書とは異なる場合がある。

一部の教室でのコースでは，EMS 従事者のための単位も提供している。AHA は，すべての EMS 受講者に対し Commission on Accreditation for Pre-Hospital Continuing Education（CAPCE）を通じて継続的教育（CE）の時間を提供する契約を締結している。資格取得コースを修了し米国での資格を有するすべての EMS 従事者に対して CAPCE 認定を与えるという契約上の義務があるため，インストラクターと所属するトレーニングセンターは，必要情報（姓名，電子メールアドレス）を収集して提出する必要がある。提出はインストラクターネットワークを介して行われる。その後，各受講者に対して詳細な必要情報を提供して認定を申請するよう，電子メールでの案内が届く。米国 EMS 資格を有する全受講者のために，EMS 受講者情報についてはすべて提出しなければならないが，受講者から認定資格証を受領または要求することは義務付けられていない。

CAPCE の認定は，コースの内容が，いずれかの国，州または地域の基準，あるいは何らかの最善の方法 に適合していることを示すものではない。

担当するインストラクター主導のコースに参加したその他の医療従事者に CE の単位を付与する場合は，所属するトレーニングセンターまたは雇用者と協力し，適切な承認機関を介して単位を申請する必要がある。

どのコースで CM／CME の単位を付与しているか，また詳細な情報および最新情報については，インストラクターネットワークを確認のこと。

プロバイダーカードの更新

更新の流れ

現在のAHAコース修了カードの推奨更新期間は2年ごとである。コースの再受講に最適な方法とタイミングを確定するうえで十分なエビデンスは得られていないが，スキル維持とトレーニングに関する研究では以下の点が示されている。

- BLSの知識とスキルは，最初の訓練後に急速に低下するというエビデンスが徐々に増えている。
- BLSスキルは最初の訓練から早くとも数ヵ月以内に低下することが，研究から実証されている。
- 短期間にトレーニングセッションの回数を増やした場合の効果を検証する研究では，胸骨圧迫の実技の向上と除細動実施までの時間短縮が示されている。
- 追加または高頻度のトレーニングを実施した後は受講者の自信やCPR実施の意欲の向上が認められるという研究結果もある。

このようにトレーニング後にBLSスキルが急速に低下してしまうこと，また頻繁にトレーニングを受けた受講者にスキルと自信の向上がみられることから，定期的にプロバイダーマニュアルを復習し，できるだけスキルを練習するよう受講者に奨励すべきである。また，インストラクターおよびトレーニングセンターは，受講者がコースイベントの合間に自らのスキルを練習しテストする機会を提供することができる。

インストラクタートレーニング

インストラクターの採用と指導

担当コースの受講者の中には，AHA インストラクターになることを希望する受講者がいる可能性がある。AHA では，プロバイダーコースを無事修了した後でインストラクターになることを希望するすべての受講者に対して，少し時間を取って以下の情報を伝えることを，担当 AHA インストラクターに奨励している。

AHA インストラクターコースでは，他者に効率的に教えるための方法を指導している。
AHA では，AHA インストラクターコースに参加する最低年齢制限を 18 歳としている。

インストラクター候補者の選考

理想的なインストラクター候補者は以下のとおりである。

- 指導意欲がある
- 学習を円滑に進める意欲がある
- コースを無事修了するために必要なスキルを受講者が確実に習得できるようにする意欲がある
- 受講者の評価を個々の知識およびスキルの向上手段として捉えている

インストラクターコースの受講前提条件

AHA インストラクターコースへの参加候補者は，以下の条件を満たしている必要がある。

- 指導を希望する訓練科目において現在有効なプロバイダー資格を保有している
- インストラクター候補者申請書（国際トレーニングセンターのコーディネーターから入手）への記入を完了している

インストラクターカードの受領

担当の訓練科目のインストラクターカードは，提携するプライマリー（第一登録）国際トレーニングセンターから発行される。このセンターは，トレーニングやモニタリングを受けた国際トレーニングセンターと異なる場合がある。

すべてのインストラクターカードの有効期間は 2 年間である。

新規インストラクターの場合：

- インストラクターコースの修了後 6 カ月以内に，コースで指導し初回のコースモニタリングを受けなければならない。担当の訓練科目の現在のトレーニングファカルティメンバーが，新規プロバイダーコースまたは更新コースを指導中のインストラクター候補者をモニタリングする必要がある。このモニタリングについては，インストラクターコースを実施したトレーニングファカルティメンバー，または提携する国際トレーニングセンターのコーディネーターと協力しながら，自分の責任において予定を組むこと。
- すべてのモニタリング要件を問題なく修了すると，提携するプライマリーの国際トレーニングセンターからインストラクターカードが付与される。有効期限は，モニタリングを含むすべての要件を修了した月から 2 年後となる。
- インストラクター ID 番号を受け取るには，提携するプライマリーの国際トレーニングセンターとともにインストラクターネットワークに登録する必要がある。この番号はカードの裏面に記載されるため，カード発行前に取得する必要がある。インストラクターカードの取得に関する質問は，担当の国際トレーニングセンターコーディネーターに問い合わせること。

インストラクターの資格更新の基準：BLS

インストラクター資格は，トレーニングファカルティメンバーによる更新を受ける必要がある。BLS インストラクター資格は，以下の基準をすべて満たす場合，または新規インストラクターの要件をすべて問題なく修了した場合に更新できる。

- 現在有効なプロバイダー資格を維持していること。これには，現在有効なプロバイダーカードを維持しているか，またはトレーニングファカルティメンバーに対して優れたプロバイダースキルを実演し，プロバイダー試験を問題なく修了する必要がある。

- スキルの実演を選んだ場合は，問題なく修了したことがインストラクター／トレーニングファカルティの更新チェックリストに記録されていなければならない。新しいプロバイダーカードはトレーニングセンターの判断によって発行されるか，自らの申請によって発行される。ただしこれは AHA の要件ではない。
- 2 年ごとにインストラクター認証の 4 単位を取得する。これは以下を組み合わせることで行われる。
    - インストラクター主導の BLS またはハートセイバー講習を指導する。講習ごとに 1 単位が付与される。
    - ブレンデッドラーニングコースの実践スキルセッションを実施する。HeartCode BLS 実践セッションまたはハートセイバー実践セッションの各 1 日を 1 単位と数える。
    - PALS（小児二次救命処置），PEARS（小児救急評価・認識・病態安定化），ACLS（二次救命処置）の講習において BLS および AED スキルテストを実施する。講習ごとに 1 単位が付与される。
    - ファミリー＆フレンズクラスを実施する。講習ごとに 1 単位が付与される。
- 過去 2 年以内に必須の更新に参加していること。更新では新しいコースコンテンツや手法を紹介し，トレーニングセンター，地域，および全国の ECC 情報を再確認する。
- インストラクター資格が失効する前に，コース指導中のモニタリングを受けていること。インストラクターエッセンシャルコース後の初回のモニタリングはこの要件を満たさない。

指導要件の特別な例外

インストラクター資格を更新するためにインストラクターが 2 年間で最低 4 コースの指導を行うという要件は，特殊な状況下で免除または延長される場合がある。特殊な状況には以下のようなものがある（ただし，これらに限定されない）。

- 病気や怪我により，インストラクターが休職するか，指導の職務から離れた場合
- 受講者の不足またはコース教材の遅れが原因で，地域で開講できるコースの回数が限られる場合

トレーニングセンターコーディネーターは，担当のトレーニングファカルティと相談したうえで，該当する訓練科目の指導要件の免除を決定できる。インストラクターが通常の職務から離れた期間，教材のリリースの遅延期間，指導の機会の数に対する実際に指導したコースの数などを検討する必要がある。この決定を裏付ける文書をインストラクターのファイルに保管しなければならない。その他すべての資格更新要件が，上記のとおり満たされていなければならない。

パート 1

パート 2

コースの準備

コースの概要

コースの目標
BLSコースの目標は，参加者が質の高いCPRによって心停止した傷病者を救命できるよう訓練することである。AHAは，医療従事者に対し，個人またはチームの一員として質の高いCPRを実施する方法を指導するために，BLSコースを考案した。BLSのスキルは，どのような医療状況に対しても応用できる。BLS受講者は，成人，小児，および乳児を対象とした救助技術を学ぶ。

学習目標
BLSコースを修了すると，受講者は以下のことができるようになる
- 質の高いCPRの重要性および生存に対するその効果を説明できる
- 救命の連鎖のすべてのステップを説明できる
- 救命の連鎖におけるBLSの概念を応用できる
- CPRが必要な基準を認識できる
- 成人，小児，および乳児に対して質の高いCPRを実施できる
- AEDの迅速な使用の重要性を説明できる
- AEDの適切な使用を実演できる
- 感染防護具を使用して効果的な人工呼吸を行うことができる
- 複数救助者による蘇生におけるチームの重要性を説明できる
- 複数救助者によるCPR時にチームの効果的な一員として行動できる
- 成人，小児，および乳児における異物による気道閉塞を解除する方法を説明できる

教育的設計
AHAのBLSコースは，院内および院外のどちらの状況でも患者の治療にあたる医療従事者向けに設計されている。個々の受講者の学習ニーズに対応できるよう，またインストラクターに柔軟性を提供するために，3種類のコース形式が用意されている。3種類のコース形式の学習目標はすべて同じで，同じコース修了カードが渡される。利用可能な形式は以下のとおりである。

- インストラクター主導のトレーニング：この形式は，教室でインストラクターの主導によって行われる。インストラクターは，トレーニングの知識習得部分と，詳細なスキル練習およびスキルテストという精神運動的要素の両方が含まれるよう考案されたコースを提供する。
- ブレンデッドラーニング：ブレンデッドラーニング（blended learning）では，学習プロセスを補うためだけでなく，学習プロセスを変革および改善するために，オンライン技術を利用する。優れたブレンデッドラーニングにより，受講者にさまざまな学習スタイルをさまざまな環境で提供することができる。
これはeラーニングを組み合わせたものであり，受講者はコースを自主学習およびインストラクターとの（またはHeartCode® 対応マネキンを使用した）実践セッションを通じて修了する。

- Resuscitation Quality Improvement® (RQI®，心肺蘇生品質向上プログラム）：
RQI® は，病院などにおいて職員トレーング用に考案された特別な ECC プログラムであり，インストラクター主導型コースやブレンデッドラーニングコースとは異なり，現場での能力・資格維持を目的としたプラットフォームである。

ブレンデッドラーニングの利点

ブレンデッドラーニングのオンラインの構成要素は，受講者にもインストラクターにも利点がある。オンライン学習は多種多様な学習スタイルに合わせることができる。例えば，グループではなく自主学習を希望する受講者もいる。また，オンライン学習は次のような理由から時間を効率よく利用できる。

- 受講者は自分のスケジュールに合わせてオンラインで学習ができる。また，トレーニングセンターなどの施設において監督下で実施する練習やテストにかかる時間を短縮できる。
- インストラクターは，受講者の学習ニーズ（質疑応答，指導，スキル開発など）に応えるためにより多くの時間を割くことができる。
- 主要概念のテストをオンラインで行うため，受講者は他の受講者の試験が終わるのを待つ必要がなく，またインストラクターは受講者の学習ニーズに集中する時間が増える。

HeartCode BLS の指導の準備

BLS のためのブレンデッドラーニングプログラムである HeartCode BLS の指導を準備するため，インストラクターがコースのオンライン講習を受講することを推奨する。これによりインストラクターは受講者がオンラインで学習する内容を理解でき，受講者のオンラインコースに関する質問に答えることができる。インストラクター主導のコースと同様に，すべてのオンラインコースは教育原則と最善な方法を用いて開発されている。コース教材は，受講者が学習し，その内容を維持できるような形式で提供されている。受講者は，オンラインコースのすべての内容を修了することが求められる。この内容は主要な概念の指導とテストのために設計されている。また，オンラインコースは，受講者が知識を実践スキルに転換し，応用できるように設計されている。

インストラクターは，インストラクターマニュアル，スキルテストチェックリスト，重要スキルの説明，およびコースビデオのスキルセクションなど，コースのすべての教材に目を通す必要がある。さらに詳細な情報を必要とする受講者もいるため，インストラクターはコースビデオの高い能力を持つチームおよび CCF のセクションを確認しておいたほうがよい。

HeartCode BLS を理解する

HeartCode BLS のオンライン講習では，受講者に BLS の知識およびスキルを指導するために，さまざまな学習形態（ドラマ，動画，自主学習，および双方向アクティビティなど）を使用する。オンライン講習を修了した受講者は，HeartCode 対応マネキンを用いるか，インストラクター主導のセッションに参加することによって，実践スキルセッションを修了する。実践スキルセッションでは，有意義なスキル練習，デブリーフィング，チームシナリオ，地域のプロトコールについてのディスカッション，およびスキルテストに焦点が当てられている。

有効なオンラインコース修了証書の確認

受講者が AHA コースのオンライン講習を修了したら，AHA インストラクターとともに，または承認された HeartCode 対応マネキンを用いて，スキル実習およびスキルテストのセッションを修了しなければならない。

BLS インストラクターは，HeartCode BLS または Heartsaver のいずれかのオンラインコースのスキル実習およびスキルテストのセッションを行うよう依頼される場合がある。受講者が持参した認定書でオンラインコースの修了を確認することができる。

 eLearning.heart.org を使用して HeartCode が割り当てられた受講者のオンライン終了認定書を認証するには，www.elearning.heart.org/verify_certificate にアクセスすること。

LLP/ECC デジタル製品センターを使用して受講生に HeartCode が割り当てられている場合，トレーニングサイト管理者は Laerdal 社が提供しているトレーニングサイトのカスタムサブドメインサイトからコースのステータスを確認できる。

コースの対象者

コースの受講対象者

このコースは，さまざまな状況において患者のケアにあたる医療従事者およびファーストレスポンダー（傷病者対応する訓練を受けた要員），または医療トレーニングプログラムに参加する人のために設計されている。

コースの柔軟性

AHA は，インストラクターが受講者固有のニーズに合わせて BLS コース内容を調整することを許可している。以下の例を考慮すること。

- 小児病院のスタッフ向けにこのコースの指導を行っている場合，乳児および小児のマネキンを使った練習時間を追加で設けてもよい。
- 場面を特定の状況に合わせて変えてもよい。
- EMS 従事者やその他の救急対応者である受講者に対しては，「119 番に通報する」は省いてもよい。

コース内容を変更する場合は，このマニュアルで概説されている基本的なコース内容に付加する形で変更する。そのため，その分コースの所要時間が長くなる。インストラクターは，コースのレッスンや構成要素を削除してはならない。またコースへの追加や変更は，AHA 以外の教材として明確に区別する必要がある。詳細については，本インストラクターマニュアルの「AHA 以外のコンテンツ」のセクションを参照のこと。

コースの指導者

AHA コースでは，該当する各訓練科目において現在有効なインストラクター資格を保有している AHA が承認したインストラクターが指導を行う必要がある。各訓練科目を担当する AHA インストラクターは，受講者の正式な評価またはテストも実施しなければならない。

リードインストラクター

複数のインストラクターで BLS コースの指導にあたる場合には，リードインストラクターを指定する必要がある。リードインストラクターは，コースの前およびコースの進行時にすべてのインストラクター間のやりとりを監督する。また，リードインストラクターは，コース修了カードの発行をインストラクターのトレーニングセンターに依頼し，受講者が確実にカードを受け取れるようにすること，およびトレーニングのためにコースの必要書類すべて（名簿，スキルテストのチェックリスト，コース評価）が提供されていることを確認する責任を負う。

以下のガイドラインは，プロバイダーコースのリードインストラクターに適用される。

- 各 BLS コースでは，コースの全期間を通じて，リードインストラクターが施設に常駐していなければならない。
- リードインストラクターはコースのインストラクターの役割も務められる。
- リードインストラクターはコースの物品管理と品質保証について責任を負う。
- リードインストラクターはトレーニングセンターのコーディネーターが指名する。

インストラクターと受講者の比率

BLS コースの規模は場合に応じて変えることができる。コースは 3 人の受講者に 1 体のマネキンという比率で設計されており，1 人のインストラクターが担当するマネキンは 2 体までとする（6 人の受講者に 2 体のマネキンと 1 人のインストラクター）。この比率では，ビデオを見ながら練習（practice-while-watching，PWW）するときに，1 人のインストラクターが 2 人の受講者を観察する。コース用のビデオは，PWW を必要に応じて何回も繰り返すことができるよう設計されている。

経験豊富なインストラクターであれば，受講者が練習している間に，最大で 3 箇所のマネキン設置場所を監督できる。この場合は，受講者 9 人，マネキン 3 体，インストラクター 1 人という比率となる。

コースの進行時に最適な練習時間を確保するためには，可能な場合は各受講者が 1 体のマネキンをそれぞれ使用できるようにすること。ただし，受講者 1 人に対してマネキン 1 体という比率の場合でも，全体的な講習時間が短縮されることはない。ビデオを見ながら練習する 1 回のビデオセグメントで 1 人のインストラクターが十分に監督できるマネキン設置場所は，最大で 3 箇所である。

スキル評価の場合は，インストラクターと受講者の比率を 1:1 にする。

パート 2

コース計画と補助教材

受講者向け事前案内の例（教室でのコース）

以下の文書例を修正し，BLS コースに参加する受講者に送付することができる。

（日付）

BLS コースの受講者の方へ

BLS コースにお申込みいただき，ありがとうございます。このプログラムおよび試験の準備にお役立ていただけるよう，このコースの日程および『BLS プロバイダーマニュアル』を同封いたします。受講の際は，『BLS プロバイダーマニュアル』をご持参ください。講習時および試験時に参照することができます。e ブック版をご使用の場合は，ご自分の端末が完全に充電されていることを確認し，インターネット接続がない場合に備え，マニュアルをご自分の端末の e リーダーアプリにダウンロードしてください。より多くのことを学んでいただき，快適にコースを受講していただけるよう，
受講前に日程とマニュアルを両方ともご確認ください。

講習のスケジュール

日付：_____

時間：_____

場所：_____

ゆったりとした動きやすい服装でお越しください。スキルの練習時には，手や膝をつく，腰を曲げる，立ち上がる，持ち上げるといった作業が必要になります。コースへの参加に支障をきたすような健康状態の方は，会場に到着したときにインストラクターにお知らせください。インストラクターが規定のコース修了要件の範囲内でご要望にお応えできるように取り計らいます。体調不良の場合は，インストラクターにその旨を連絡して受講日程を変更してください。

それでは，（講習の日時）にお会いできることを楽しみにしております。コースに関する質問は，（名前）までお電話（電話番号）でお問い合わせください。

敬具

（名前），リードインストラクター

受講者向け事前案内の例（HeartCode BLS）

以下の文書例を修正し，HeartCode BLSコースに参加する受講者に送付することができる。

（日付）

BLSコースの受講者の方へ

HeartCode® BLSコースにお申込みいただき，ありがとうございます。このコースは2つの要素で構成されています：オンライン講習とインストラクター主導の教室での講習です。まず，オンライン講習を修了していただく必要があります。

オンライン講習には，固有のURL：[受講者のライセンスURL]からアクセスできます。

重要：オンライン講習終了時には修了証を必ず印刷してください。この修了証はクラスルームセクションに参加する際にインストラクターに提出してください。オンラインセクションを修了したことを証明するために必要なものです。修了証がないと，このコースのスキル実習とテストを修了することができません。

教室での講習のスケジュール

日付：＿＿＿＿＿＿＿＿＿＿＿＿＿＿＿＿＿＿＿＿＿＿＿＿＿＿＿＿＿

時間：＿＿＿＿＿＿＿＿＿＿＿＿＿＿＿＿＿＿＿＿＿＿＿＿＿＿＿＿＿

場所：＿＿＿＿＿＿＿＿＿＿＿＿＿＿＿＿＿＿＿＿＿＿＿＿＿＿＿＿＿

ゆったりとした動きやすい服装でお越しください。スキルの練習時には，手や膝をつく，腰を曲げる，立ち上がる，持ち上げるといった作業が必要になります。コースへの参加に支障をきたすような健康状態の方は，会場に到着したときにインストラクターにお知らせください。インストラクターが規定のコース修了要件の範囲内でご要望にお応えできるように取り計らいます。体調不良の場合は，インストラクターにその旨を連絡して受講日程を変更してください。

それでは，（講習の日時）にお会いできることを楽しみにしております。コースに関する質問は，（名前）までお電話（電話番号）でお問い合わせください。

敬具

（名前），リードインストラクター

教室の条件

BLSコースを開催する場所を選ぶ際には，教室が以下の条件を満たすことを確認する

- 音響効果がよい
- 清潔で管理が行き届いた環境である
- 照明が明るく，ビデオ教材用に調光できる
- 受講者全員が視聴できる大きさの，インストラクターが操作できるモニターまたはスクリーンがある
- 受講者1人につき1つの椅子が用意されている
- スキル練習のため，適切なパッド／保護がある硬い表面であるほうが望ましい（カーペットが敷いてある床，頑丈なテーブルトップ，病院用ベッド，パッド入りのマットなど）
- 試験用の机が配置されている

フロアのレイアウト見本

図2は，フロアのレイアウトの見本を示したものである。受講者全員がビデオのスクリーンを視聴でき，インストラクターが実習中に受講者のグループを監督できるようにレイアウトを調整すること。

図2. フロアのレイアウト見本

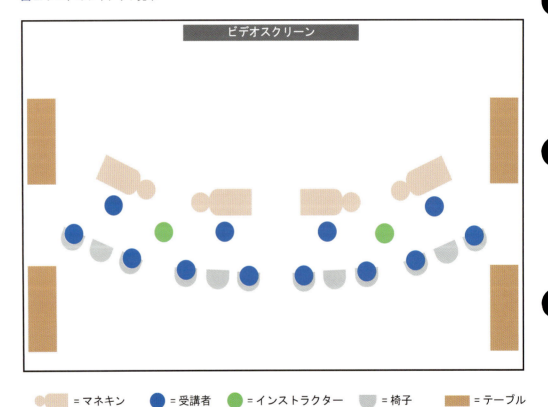

コアカリキュラム

AHAの各コースは，『BLSプロバイダーマニュアル』および『BLSインストラクターマニュアル』の最新版に記載されているガイドラインおよびコアカリキュラムに従わなければならない。コースにおいては，AHAのコース用教材の最新版が主要なトレーニングリソースとして使用される。

器材リスト

各講習に必要な器材を以下の表に示す。使用するすべての器材が正常に動作し，適切にメンテナンスされている必要がある。

コースの準備

コース教材
- 受講者名簿（Course Roster）：クラスごとに 1
- コースの日程（アジェンダ）：インストラクター 1 人につき 1，受講者 1 人につき 1（要求された場合）
- レッスンプラン：インストラクター 1 人につき 1
- コースビデオ：クラスごとに 1

チェックリストおよび試験
- スキルテストチェックリスト：受講者 1 人につき 1
- 試験バージョン 1：オンライン試験のバックアップ用として必要な枚数の試験問題用紙（クラスルーム形式の受講者用）
- 試験バージョン 2：補習用に十分な数のコピー（必要な場合）
- 試験の（未記入）回答用紙：受講者あたり 2 枚で必要な枚数の解答用紙（クラスルーム形式の受講者用）
- 試験の解答：各試験バージョンにつき 1
- コース評価：受講者 1 人につき 1（教室での受講者用）
- 鉛筆またはペン：受講者 1 人につき 1

参考資料
- 『BLS インストラクターマニュアル』：インストラクター 1 人につき 1
- 『BLS プロバイダーマニュアル』：インストラクター 1 人につき 1，受講者 1 人につき 1

器材
- 成人／小児用パッド付きの AED トレーナー：受講者 1 グループにつき 1*
- マネキン（成人／小児，乳児）（小児のマネキンは任意）：受講者 1 グループにつき 1*
- ポケットマスク：受講者 1 人につき 1
- 使い捨てマウスピース：受講者 1 人につき 1
- バッグマスク（使用するマネキンごとに適切なサイズ）：受講者 1 人につき 1
- ストップウォッチ：インストラクター 1 人につき 2
- 受講者全員がビデオを視聴できる大きさのモニターまたはスクリーン：クラスごとに 1
- マネキン清掃用品（アルコール綿など）：クラスごとに 1 セット

*受講者グループ：受講者とマネキンの比率が 3：1 の場合，受講者 3 人のグループにつき 1（高い能力を持つチームのアクティビティ時は除く）。

パート 2

パート 3

コースの指導

インストラクター用指導教材

さまざまな BLS プロバイダーの指導

BLS コースは，院内および院外のどちらの状況でも患者の治療にあたる医療従事者向けに講習を行えるよう開発されている。このコースは，インストラクター主導（教室）で行うコースと，インストラクターおよび受講者用教材によるHeartCode® BLS 受講者のどちらのニーズも満たすことができるようにサポートされている。

インストラクター主導のトレーニング

インストラクター主導の BLS コースにおいてビデオを用いて行われるレッスンは，以下のそれぞれのタイプの BLS プロバイダーの状況で実演されるスキルを示す実際のシナリオに基づいている：医療機関内のプロバイダーまたは病院搬送前のプロバイダー。インストラクターは，コースの進行時にビデオを通じて指導する際，コース受講者に適した医療機関内のレッスンと病院搬送前のレッスンを選択できる。

ブレンデッドラーニング

HeartCode® BLS に参加する受講者は，自分が医療機関内のプロバイダーであるか病院搬送前のプロバイダーであるかを判断し，それぞれのニーズに合わせた同様の調整を行える。受講者は自らの回答に基づき，コースのオンライン講習の適切な内容に従って進める。受講者は，教室でのスキル練習およびスキルテストに備えるために，インストラクター主導のトレーニングと同様に BLS ビデオで実際のシナリオを視聴する。

インストラクターマニュアル，レッスンプラン，プロバイダーマニュアル，および試験は，インストラクター主導のトレーニングおよびブレンドラーニング形式のコースの両方をサポートするよう設計されている。これらの教材のそれぞれの使用方法については，「パート2：コースの準備」および「パート4：テスト」で詳しく説明している。

アイコンについて

レッスンプラン，本マニュアル，BLS コースビデオで使用されているアイコンは，コースの進行時に特定の行動を取ることを受講者に思い出させる記号である。レッスンプランおよびビデオでは，以下のアイコンが使用されている。

アイコン	行うこと
💬	ディスカッション
▶	ビデオを再生する
⏸	ビデオを一時停止する
⏹	ビデオを停止する
🧎	ビデオを見ながら受講者に練習してもらう（インストラクターは「Play（再生）」を押して開始する）
🧎	受講者に練習してもらう
↺	セグメント練習を繰り返す
☑	試験またはスキルテスト
🛏	医療機関内のプロバイダー
🚑	病院搬送前のプロバイダー

レッスンプランについて

すべての AHA ECC インストラクターマニュアルにはレッスンプランが記載されている（図 3）。レッスンプランには以下の目的がある。

- インストラクターが ECC コースを進めやすくなる
- コース間での一貫性を確保する
- インストラクターが各レッスンの主要な目的に専念できる
- コースにおけるインストラクターの責任についてを説明

図 3. レッスンプランの例

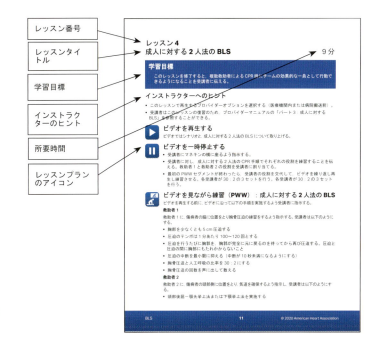

レッスンプランの使用

レッスンプランはコースの開講前，コースの進行時，およびスキル練習時に使用する。

コースの開講前：

レッスンプランを見直して次のことを理解する。

- 各レッスンの目標
- 各レッスンにおけるインストラクターの役割
- 各レッスンで必要になる資機材

覚えておくべきこと，付け加えたいことをメモしておく。

コースの進行時：

- 各レッスンプランに従ってコースを進める。
- 各ビデオセグメントの内容を受講者に思い出させる。
- 各レッスン用のすべての資機材，器材，消耗品が整っていることを確認する
- 各レッスンで指定されている目標を受講者が達成できるように支援する

スキルテスト前の練習時：

受講者は，BLSの特定の講義内容に関して質問をする場合がある。レッスンプランは，正式な回答として使用できる。

ビデオを使用した指導

BLSコースおよびHeartCode® BLSの教室での講習は，ビデオを使用して進行する。BLSコースの多くのレッスンでは，ビデオを見ながら練習する（practice-while-watching，PWW）形式をとる。これは，受講者がビデオの指示に従ってスキルを練習するというものである。コース教材による指導内容に一貫性を持たせ，受講者が最新の科学研究による恩恵を受けられるように，コースのビデオレッスンはすべて完全に視聴させること。

ビデオを見ながら練習する（PWW）

BLSコースでスキルを指導するために，PWWという方法が用いられる。PWWは，スキル習熟のための効果的なアプローチである。

PWWは，コンテンツが以下の順序で進むので，学習支援に役立つ。
- 受講者に学習内容を伝える
- 内容を見せる
- 練習させる
- 指導する
- 学習内容をまとめる

インストラクターはビデオを使用してスキルの正しい実施方法を示す。受講者には，ビデオの実演に従って練習する時間を与える。受講者がスキルを実践する様子を観察し，改善すべき点のフィードバックを与える。最後に，必要であれば受講者にビデオなしで練習する選択肢を与える。

プロバイダーマニュアルの使用

各受講者は，コース受講前，コース受講中，および受講後に，最新の『BLSプロバイダーマニュアル』をすぐに閲覧できるよう状態でなければならない。

受講者はプロバイダーマニュアルを用いて以下のことを行う必要がある。
- 講習を受講する前に読んでおく
- クラスに持参し，試験中に資料として使用する
- コース受講後に参照して知識を維持する

AHAは，コースビデオと対応するようにこのマニュアルを設計している。レッスンプランには，受講者にプロバイダーマニュアルの特定のセクションを参照させるタイミングが示されている。

プロバイダーマニュアルは，各自で使用するよう設計されており，受講者の教育の不可欠な要素である。受講者は，新しい蘇生ガイドラインが公開されるまで，各自のマニュアルを再利用できる。

HeartCode BLSコース受講者は，eラーニングコース内で『BLSプロバイダーマニュアル』およびその他の参考教材を閲覧できる。受講者が参考教材にアクセスできる期間は，キーの有効化を行った日から最大2年間である。受講者は，教室に電子機器を持ち込み，このような電子資料にアクセスすることが許可される。

コースの概要と日程

BLSコースの概要

コースのおよその所要時間：3時間40分（必要なレッスンすべて）。受講者とインストラクターの比率は6：1，受講者とマネキンの比率は3：1とする。以下のレッスン時間は目安であり，コースによって異なる場合がある。

レッスン	コースイベント	レッスンプランの実施内容と想定所要時間（分）
開講前	受講前の準備	
1	コースの紹介	5
2	成人に対する1人法のBLS パート1：成人の救命の連鎖 パート2：現場の安全確認，評価，および成人に対する胸骨圧迫 パート3：ポケットマスク パート4：成人に対する1人法のBLS	30
3	AEDおよびバッグマスク パート1：AED パート2：バッグマスク	20
4	成人に対する2人法のBLS	9
5	特別な留意事項 パート1：口対口人工呼吸 パート2：補助呼吸 パート3：高度な気道確保器具を使用した人工呼吸 パート4：オピオイドによる致死的な緊急事態 パート5：妊婦の心停止	10
6	高い能力を持つチーム パート1：チームダイナミクス パート2：高い能力を持つチーム パート3：高い能力を持つチームのアクティビティ（オプション）	26
6A（オプション）	地域のプロトコールについてのディスカッション	20
7	小児に対するBLS パート1：小児の救命の連鎖 パート2：小児に対するBLS パート3：小児に対する2人法のCPR	10

（続く）

パート 3

レッスン	コースイベント	レッスンプランの実施内容と想定所要時間（分）
8	**乳児に対するBLS** パート1：乳児に対するBLS パート2：乳児に対する胸骨圧迫 パート3：乳児用バッグマスク パート4：乳児に対する2人法のCPR パート5：乳児および8歳未満の小児に対するAED	20
9	**窒息の解除** パート1：成人および小児の窒息 パート2：乳児の窒息	7
10	まとめ	5
11	**スキルテスト** パート1：成人に対するCPRおよびAEDのスキルテスト パート2：乳児に対するCPRのスキルテスト	40
12	試験	25
13	**補習** パート1：スキルテストの補習 パート2：試験の補習	15
コース修了後	コース修了直後	

HeartCode® BLS の概要

コースのおよその所要時間：2時間（必要なレッスンすべて）。受講者とインストラクターの比率は6：1，受講者とマネキンの比率は3：1とする。以下のレッスン時間は目安であり，コースによって異なる場合がある。

レッスン	コースイベント	レッスンプランの実施内容と想定所要時間（分）
開講前	受講前の準備	
1	コースの紹介	5
2	成人に対するBLS パート1：現場の安全確認，評価，および成人に対する胸骨圧迫 パート2：ポケットマスク パート3：成人に対する1人法のBLS パート4：バッグマスク パート5：成人に対する2人法のBLS	27
3	成人，小児，乳児に対するAED パート1：AEDの復習 パート2：AED	10
4	特別な留意事項：補助呼吸	3
5 （オプション）	高い能力を持つチームのアクティビティ	17
5A （オプション）	地域のプロトコールについてのディスカッション	20
6	小児に対する2人法のCPR	7
7	乳児に対するBLS パート1：乳児に対する胸骨圧迫 パート2：乳児用バッグマスク パート3：乳児に対する2人法のCPR	15
8	窒息の解除 パート1：成人および小児の窒息 パート2：乳児の窒息	8

（続く）

レッスン	コースイベント	レッスンプランの実施内容と想定所要時間（分）
9	まとめ	2
10	スキルテスト パート1：成人に対するCPRおよびAEDのスキルテスト パート2：乳児に対するCPRのスキルテスト	40
11	補習*	
コース修了後	コース修了直後	

*補習時間は必要性と受講者数によって異なる。

オプションのレッスンを含む BLS コース日程のサンプル

受講者 12 人，BLS インストラクター 2 人，受講者とインストラクターの比率 6：1，受講者とマネキンの比率 3：1，合計時間：約 4 時間 15 分（休憩を含む）

時間	レッスン
8:00-8:05	**レッスン 1：コースの紹介**
8:05-8:35	**レッスン 2：成人に対する 1 人法の BLS** パート 1：成人の救命の連鎖 パート 2：現場の安全確認，評価，および成人に対する胸骨圧迫 パート 3：ポケットマスク パート 4：成人に対する 1 人法の BLS
8:35-8:55	**レッスン 3：AED およびバッグマスク** パート 1：AED パート 2：バッグマスク
8:55-9:04	**レッスン 4：成人に対する 2 人法の BLS**
9:04-9:14	**レッスン 5：特別な留意事項** パート 1：口対口人工呼吸 パート 2：補助呼吸 パート 3：高度な気道確保器具を使用した人工呼吸 パート 4：オピオイドによる致死的な緊急事態 パート 5：妊婦の心停止
9:14-9:40	**レッスン 6：高い能力を持つチーム** パート 1：チームダイナミクス パート 2：高い能力を持つチーム パート 3：高い能力を持つチームのアクティビティ（オプション）
9:40-10:00	**レッスン 6A：地域のプロトコールについてのディスカッション（オプション）**
10:00-10:10	**休憩**
10:10-10:20	**レッスン 7：小児に対する BLS** パート 1：小児の救命の連鎖 パート 2：小児に対する BLS パート 3：小児に対する 2 人法の CPR
10:20-10:40	**レッスン 8：乳児に対する BLS** パート 1：乳児に対する BLS パート 2：乳児に対する胸骨圧迫 パート 3：乳児用バッグマスク パート 4：乳児に対する 2 人法の CPR パート 5：乳児および 8 歳未満の小児に対する AED
10:40-10:47	**レッスン 9：窒息の解除** パート 1：成人および小児の窒息 パート 2：乳児の窒息
10:47-10:52	**レッスン 10：まとめ**
10:52-11:32	**レッスン 11：スキルテスト** パート 1：成人に対する CPR および AED のスキルテスト パート 2：乳児に対する CPR のスキルテスト

（続く）

パート 3

時間	レッスン
11:32-11:57	**レッスン 12：試験**
11:57-12:12	**レッスン 13：補習** パート 1：スキルテストの補習 パート 2：試験の補習

オプションのレッスンを含む HeartCode® BLS 日程のサンプル

受講者 12 人，BLS インストラクター 2 人，受講者とインストラクターの比率 6：1，受講者とマネキンの比率 3：1，合計時間：約 2 時間 35 分

時間	レッスン
8:00-8:05	**レッスン 1：コースの紹介**
8:05-8:32	**レッスン 2：成人に対する BLS** パート 1：現場の安全確認，評価，および成人に対する胸骨圧迫 パート 2：ポケットマスク パート 3：成人に対する 1 人法の BLS パート 4：バッグマスク パート 5：成人に対する 2 人法の BLS
8:32-8:42	**レッスン 3：成人，小児，乳児に対する AED** パート 1：AED の復習 パート 2：AED
8:42-8:45	**レッスン 4：特別な留意事項：補助呼吸**
8:45-9:02	**レッスン 5：高い能力を持つチームのアクティビティ（オプション）**
9:02-9:22	**レッスン 5A：地域のプロトコールについてのディスカッション（オプション）**
9:22-9:29	**レッスン 6：小児に対する 2 人法の CPR**
9:29-9:44	**レッスン 7：乳児に対する BLS** パート 1：乳児に対する胸骨圧迫 パート 2：乳児用バッグマスク パート 3：乳児に対する 2 人法の CPR
9:44-9:52	**レッスン 8：窒息の解除** パート 1：成人および小児の窒息 パート 2：乳児の窒息
9:52-9:54	**レッスン 9：まとめ**
9:54-10:34	**レッスン 10：スキルテスト** パート 1：成人に対する CPR および AED のスキルテスト パート 2：乳児に対する CPR のスキルテスト
	レッスン 11：補習*

*補習時間は必要性と受講者数によって異なる。

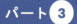

オプションのレッスンを含まない HeartCode® BLS 日程のサンプル

受講者 12 人，BLS インストラクター 2 人，受講者とインストラクターの比率 6：1，受講者とマネキンの比率 3：1，合計時間：約 2 時間

時間	レッスン
8:00-8:05	**レッスン 1：コースの紹介**
8:05-8:32	**レッスン 2：成人に対する BLS** パート 1：現場の安全確認，評価，および成人に対する胸骨圧迫 パート 2：ポケットマスク パート 3：成人に対する 1 人法の BLS パート 4：バッグマスク パート 5：成人に対する 2 人法の BLS
8:32-8:42	**レッスン 3：成人，小児，乳児に対する AED** パート 1：AED の復習 パート 2：AED
8:42-8:45	**レッスン 4：特別な留意事項：補助呼吸**
8:45-8:52	**レッスン 6：小児に対する 2 人法の CPR**
8:52-9:07	**レッスン 7：乳児に対する BLS** パート 1：乳児に対する胸骨圧迫 パート 2：乳児用バッグマスク パート 3：乳児に対する 2 人法の CPR
9:07-9:15	**レッスン 8：窒息の解除** パート 1：成人および小児の窒息 パート 2：乳児の窒息
9:15-9:17	**レッスン 9：まとめ**
9:17-9:57	**レッスン 10：スキルテスト** パート 1：成人に対する CPR および AED のスキルテスト パート 2：乳児に対する CPR のスキルテスト
	レッスン 11：補習*

*補習時間は必要性と受講者数によって異なる。

パート 4

テスト

コース修了のためのテスト

コース修了の要件
受講者がコース修了カードを受領するためには，インストラクター主導のコースまたはHeartCode BLSを通じてコースの知識習得部分をすべて修了する必要がある。さらに，インストラクター主導のコースの受講者は，知識試験に84%以上の正答率で合格する必要がある。また，受講者は精神運動スキルのすべての評価に合格する必要がある。これには，「成人に対するCPRおよびAEDスキルテストチェックリスト」および「乳児に対するCPRスキルテストチェックリスト」に示されている習熟度を判定する独立したスキルテストが含まれる。スキルテストでは，要件が満たされていることを確認するためフィードバック装置が使用される。

テストを行うタイミング
レッスンプランに従って受講者のテストを行う。

スキルテストは，HeartCode BLSまたはインストラクター主導のコースの実践スキルセッションにおいて実施する。インストラクターの判断で，コース中またはコース終了時に実施することができる。スキルテストの実施時期についてはレッスンプランを参照のこと。

試験はBLSコースの最後に実施する。HeartCode BLSの知識習得の評価はオンライン部分に組み込まれているため，HeartCodeを有する受講者に試験を実施する必要はない。

スキルテスト
AHAは，より適切な指導と学習を重要視している。その一環として，CPRスキルテストを策定した。これにより一貫性を保ち客観的にCPRスキルをテストできる。

スキルテストのチェックリストは，インストラクターが各受講者のCPRスキルを評価する際に役立つ。AHAが承認したHeartCode対応マネキンは，スキルテストのチェックリストに合わせて設計されている。AHAは，CPRクラスの受講者がコース設計およびスキルテストの効果により効率的に学習し，インストラクターが受講者のCPRスキルの習熟度を高められると想定している。

CPRの習熟は，傷病者の生存率を高めるために不可欠である。スキルテストチェックリストを使用して，各受講者の能力を評価し，すべてのAHA BLSコースで一貫したテストと学習を提供することが重要である。また，受講者はスキルテスト中にCPRフィードバック装置を使用する必要がある。これにより，圧迫のテンポ，深さ，胸の戻り，および換気の回数と量を正確に監視できる。このようなテストの手順に従うことによって，受講者のCPRの能力が高まる。

不合格の受講者についても，記入済みスキルテストチェックリストのコピーを保管しなければならない。記録の保管については，『プログラム運営マニュアル』を参照のこと。

ストップウォッチの使用

スキル練習およびテスト中に正確性を期すために，ストップウォッチを使用して，圧迫のテンポを測る。ストップウォッチを使用するときには，以下のルールに従う。

- 受講者が胸骨を圧迫し始めたら，ストップウォッチで計測を開始する。
- 30回目の圧迫が終了した時点で，ストップウォッチを停止する。
- 秒数が15～18秒以内の場合は，正しく実演されており，手順に対してチェックマークを入れる。

スキルテストのチェックリストおよび重要なスキルの説明の使用法

コースのスキルテスト時に受講者の行動を記録するために，スキルテストのチェックリストを使用する。スキルテストのチェックリストは，受講者がスキルを実演している間に記入する。受講者がスキルの各手順を正しく実演したかどうかは，スキルテストの重要なスキルの説明を参照して判断する。

受講者が問題なく手順を完了した場合は，スキルテストのチェックリストに記載されているその手順の左側にあるボックスにチェック（✓）を付ける。

受講者が正しく実施できなかった場合は，スキルテストのチェックリストに記載されているその手順の隣にあるボックスは空白のままにする。受講者が正しく完了できなかった手順については，重要なスキルの説明の下に記載されたその手順に○を付ける。

受講者がスキルテストの各手順を正しく実演できた場合は，その受講者のスキルテストのチェックリストに，スキルテスト合格のマークを付ける。すべてのボックスにチェックマークが付かなかった受講者については，コース終了時にその受講者に補習を受けさせ，該当するスキルについて再テストするようにする。また，重要なスキルの説明で○を付けた分野について，および○が付けられたスキルを正しく行う方法について，受講者と議論する。

BLSスキルテストを正しく行うことができるよう，重要なスキルの説明はすべて熟知していなければならない。

成人に対するCPRおよびAEDスキルテストチェックリストを理解する

評価と通報

この欄の手順は特定の順序で完了する必要はない。受講者は胸骨圧迫を開始する前にすべての手順を完了していればよい。また，受講者は呼吸と脈拍の確認を5～10秒で行わなければならない（理想的にはこれらの確認は同時に行う）。

受講者が助けを求めたら，インストラクターは「ここに感染防護具があります。私はAEDを取ってきます」と言う。

成人に対する胸骨圧迫

このセクションでは，受講者が質の高い胸骨圧迫を行う能力を評価する。胸骨圧迫を客観的に評価するため，フィードバック装置が必要となる。最適なフィードバック装置としては，人体を忠実に再現したマネキンが推奨される。心停止を認識してから10秒以内に胸骨圧迫を開始する必要がある。

手の位置

手の位置が胸骨の下半分の位置にあり，片方の手のひらの付け根を使用しているか，受講者を評価する。受講者が両手を使用する場合，一方の手の上にもう一方を重ねるか，最初に置いた手の手首をつかむ。

テンポ

圧迫のテンポはフィードバック装置とストップウォッチを使って測定すること。1分あたり100～120回の圧迫のテンポを達成するには，受講者は15～18秒間以内で圧迫を30回行わなければならない。

深さと胸郭の戻り

フィードバック装置またはマネキンがない状況で深さおよび胸郭の戻りを評価することは，信頼性に欠ける。テストの妥当性と信頼性を高めるため，深さと胸郭の戻りを客観的に測定する機能を持つ市販のフィードバック装置またはマネキンを使用しなければならない。正しい深さと胸郭の戻りをライトや電子表示で示すマネキンの使用を強く推奨する。圧迫が十分な深さである場合にクリック音を鳴らして深さを知らせるマネキンを使用してもよい。

ヒント：受講者が適切な深さで圧迫を行い，疲労を最小限に抑えられるように，ひじは動かさず，肩が傷病者の上に来るようにして行うように胸骨圧迫を指導する。

「成人に対する人工呼吸」

人工呼吸を行う場合は，ポケットマスクやフェイスシールドなどの感染防護具を必ず着用する。使用する防護具は，受講者が現場で使用するものと同種のものでなければならない。防護具の種類が不明である場合，インストラクターは受講者にトレーニングで使用した防護具を提供しなければならない。場合によっては，バッグマスクしか利用できない現場もある。このような場合，受講者はバッグマスクを使ってスキルテストを受けてもよい。インストラクターは，臨床現場においては，救助者1人で行うCPRの際に救助者がバッグマスクを使用すると，10秒で2回人工呼吸を行うことが困難であることを強調する。

1回の人工呼吸は1秒かけて行う

受講者は頭部後屈－顎先挙上法で傷病者の気道を確保する。受講者1名につき，人工呼吸を2回行う。受講者は胸の上がりを確認しながら，1秒かけて息を吹き込む。

目に見える胸の上がり

受講者は，胸の上がりを目視できるように十分な空気を送り込むこと。

ヒント：受講者がうまく人工呼吸を行えない場合は，密着が適切であり，気道が確保されていることを確認する。適切に密着できるよう，ポケットマスクまたはバッグマスクの上の手の位置を受講者に教える必要がある。

胸骨圧迫の中断を最小限にする

1つのサイクルの最後の圧迫から次のサイクルの最初の圧迫までの間隔が10秒以内となるようにする。これは，バッグマスクを用いて達成することは困難である可能性がある。

「成人のサイクル2」

受講者は30回の胸骨圧迫と2回の人工呼吸をもう1サイクル行う。サイクル1と同じ基準で受講者を評価する。

「成人へのAED」

2人目の救助者（もう1名の受講者またはインストラクター）はCPRに参加するか，AEDを持ってきてもよい。

インストラクターまたは2人目の受講者は，AEDを持ってきて，1人目の受講者に手渡してもよい。2人目の受講者またはインストラクターは圧迫を交代してもよい。2人目の受講者がいない場合，インストラクターが受講者にAEDを手渡し，受講者にAEDを使用するよう指示してもよい。インストラクターはもう1人の救助者が胸骨圧迫を行っていると受講者に伝えてもよい。受講者が，AEDパッドの貼り付けにより胸骨圧迫が中断してはならないということを理解していることが重要である。

受講者はそれぞれの機器の要件に従ってAEDの電源を入れる。受講者がAEDの電源を押す必要がある場合もあれば，ケースを開けるとAEDの電源が自動的に入る場合もある。受講者は，パッドに描かれた図に従い，マネキンにAEDパッドを貼り付ける。受講者は使用しているAEDの指示に従う。インストラクターは，機器によってはスキルテストのチェックリストに記載されたAEDの手順が完全に当てはまらない場合があることに注意すること。解析と充電のサイクルの間に傷病者から離れる必要があるAEDもあれば，装置の充電中も圧迫を続けることができるAEDもある。インストラクターは，受講者が自分の使用する

パート 4

AEDのメーカーに問い合わせて機種ごとの仕様の違いを把握するよう促す。AEDがショックを施行する準備ができたら，受講者は口頭および目視で患者から離れたことを確認する。全員が離れたら，受講者はショックボタンを押し，直ちに胸骨圧迫を再開する。

注意：AEDは乳児のテストでは使用しない。

「胸骨圧迫を再開する」

評価を受ける受講者は，ショックが施行された後，胸骨圧迫を直ちに開始するか，またはショックが施行された後，インストラクターに直ちに胸骨圧迫を開始するよう指示する。電気ショックが実施された後，受講者が胸骨圧迫を直ちに開始できるかどうかを評価する。サイクル1と同じ基準で受講者を評価する。受講者が直ちに圧迫を再開した場合，またはインストラクターに直ちに圧迫を開始するよう指示した場合，テストを終了する。

「テスト結果」

受講者がすべてのスキルを正しく実演できた場合は，その受講者のスキルテストのチェックリストの「合格」を○で囲む。受講者がうまく実演できないスキルがあった場合は，「要補習」に○を付ける。インストラクターは受講者が正しく実演できなかったスキルについて，新しいスキルテストのチェックリストを使用してスキルを再テスト（再評価）する。補習が必要な場合，補習が必要であることを示したスキルテストチェックリストと，受講者が合格したことを示す新しいスキルテストチェックリストをコース記録とともに保管する。インストラクターのイニシャル，インストラクターID，および日付をチェックリストの最後のボックスに記入する。

テスト

一次救命処置
成人に対する CPR および AED
スキルテストチェックリスト

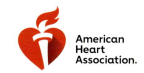

受講者名 _____　　テスト日 _____

病院内のシナリオ：「病院または診療所で働いているあなたは，廊下で突然，人が倒れるのを目撃しました。現場が安全であることを確認してから，傷病者に近づきました。その次に何を行うかを示してください。」

病院搬送前のシナリオ：「あなたは心停止が疑われる傷病者のいる現場に到着しました。バイスタンダー（その場に居合わせた人）による CPR は行われていません。現場に近づき，安全を確認しました。その次に何を行うかを示してください。」

評価と通報
- ☐ 反応を確認する　　☐ 大声で助けを呼ぶ／救急対応システムに出動を要請する／AED を持ってこさせる
- ☐ 呼吸を確認する　　☐ 脈拍を確認する

受講者が助けを呼んだら，インストラクターは「ここに感染防護具があります。私は AED を取ってきます」と言う。

CPR サイクル 1（30：2）　　*正確に行うためには，CPR フィードバック装置の使用が望ましい

成人に対する胸骨圧迫
- ☐ 質の高い胸骨圧迫を行う*：
  - 胸骨の下半分の位置に手を置く
  - 15〜18 秒間に 30 回の圧迫を行う
  - 少なくとも 5 cm 圧迫する
  - 圧迫を行うたびに胸壁が完全に元に戻るまで待つ

成人に対する人工呼吸
- ☐ 感染防護具を使用して人工呼吸を 2 回行う：
  - 1 回の人工呼吸は 1 秒かけて行う
  - 1 回の人工呼吸ごとの目視可能な胸の上がりを確認する
  - 10 秒以内に胸骨圧迫を再開する

CPR サイクル 2（サイクル 1 の手順を繰り返す）　　各手順の実施が完了できた場合のみ，☐をチェックする
- ☐ 胸骨圧迫　　☐ 人工呼吸　　☐ 10 秒以内に胸骨圧迫を再開する

救助者 2 が「AED を持ってきました。圧迫を替わりますから，あなたが AED を使ってください」と言う。

AED（AED の指示に従う）
- ☐ AED の電源を入れる　　☐ パッドを正しく装着する　　☐ 解析のため傷病者から離れる
- ☐ 電気ショックを安全に実施するため傷病者から離れる　　☐ 電気ショックを安全に実施する

胸骨圧迫を再開する
- ☐ 電気ショックの実施後，直ちに胸骨圧迫を再開する
  - 胸骨圧迫を再開するよう受講者がインストラクターに指示を出すまたは
  - 2 人目の受講者が胸骨圧迫を再開する

テスト終了

インストラクターメモ
- 受講者が正常に完了した手順に対応する☐に✓を記入する。
- 受講者がすべての手順を正常に完了できなかった場合（つまり，チェックされていない☐が残っている場合），その受講者は補習を受ける必要がある。補習を必要とするスキルについて，ここにメモしておくこと（補習については，インストラクターマニュアルを参照）。

テスト結果　合格の場合は**合格**，補習が必要である場合は**要補習**を○で囲む。	**合格**	**要補習**

インストラクターのイニシャル _____　インストラクター番号 _____　日付 _____

© 2021 American Heart Association

パート 4

一次救命処置
成人に対する CPR および AED
スキルテストの重要なスキルの説明

1. **30 秒以内に傷病者を評価して救急対応システムに出動を要請する（これは「必ず」胸骨圧迫を開始する前に実行する）。現場の安全を確認したら，以下を実行する。**
   - 軽くたたいて大きな声で呼びかけ，反応を確認する
   - 大声で助けを呼ぶか，助けを呼ぶよう人に指示し，AED／除細動器を入手する
   - 呼吸をしていないか，あるいは正常な呼吸をしていない（死戦期呼吸のみ）かを確認する
     – 5 秒以上 10 秒以内で頭部から胸部にかけて確認する
   - 頸動脈の脈拍をチェックする
     – 呼吸の確認と同時に実施してもかまわない
     – 確認には 5 秒以上かけ，10 秒以内に抑える
2. **質の高い胸骨圧迫を実施する（心停止を認識したら，直ちに胸骨圧迫を開始する）**
   - 正しい手の位置
     – 胸骨の下半分
     – 両手を使用（一方の手の上にもう一方を重ねるか，最初に置いた手の手首をつかむ）
   - 圧迫のテンポは 1 分あたり 100〜120 回
     – 30 回の胸骨圧迫を 15〜18 秒以内で実施する
   - 圧迫の深さおよび胸郭を戻すこと―少なくとも 5 cm とし，6 cm を超えないこと
     – 市販のフィードバック装置または忠実度の高いマネキンの使用が必要
     – 圧迫を行うたびに胸が完全に元に戻るまで待つ
   - 胸骨圧迫の中断を最小限に抑える
     – 1 つのサイクルの最後の圧迫から次のサイクルの最初の圧迫までの 10 秒間に，2 回の人工呼吸を行う
     – ショック後，あるいはショック適応ではないと確認された後，ただちに圧迫を再開する
3. **感染防護具を使用して 2 回の人工呼吸を行う**
   - 気道を十分に確保する
     – 頭部後屈あご先挙上法，または下顎挙上法を使用する
   - 1 回の人工呼吸は 1 秒かけて行う
   - 人工呼吸は胸の上がりを目視できるように行う
   - 過剰な換気を避ける
   - 10 秒以内に胸骨圧迫を再開する
4. **2 サイクル目の圧迫と人工呼吸を同じ手順で実施する**
5. **AED の使用**
   - AED の電源を入れる
     – AED が到着したら，ただちにボタンを押すか蓋を開けて電源を入れる
   - パッドを正しく装着する
     – 傷病者の年齢に応じた適切なサイズ（成人用）のパッドを，正しい位置に貼る
   - 解析のために傷病者から離れる
     – AED で心リズムを解析できるように，すべての救助者が傷病者から離れるようにする（器具によっては，解析ボタンを押す）
     – 他のすべての救助者に対して，傷病者に触れないように明確に伝える
   - 安全に電気ショックを実行できるように傷病者から離れる
     – 他のすべての救助者に対して，傷病者に触れないように明確に伝える
   - 電気ショックを安全に実施する
     – 電気ショックの実施後は，直ちに胸骨圧迫を再開する
     – CPR 中は AED の電源を切ってはならない
6. **胸骨圧迫を再開する**
   - 電気ショックの実施後，直ちに質の高い胸骨圧迫を再開する
     – 同じ手順で胸骨圧迫を繰り返す

乳児に対する CPR スキルテストのチェックリストを理解する

「評価と通報」

この欄の手順は特定の順序で完了する必要はない。受講者は胸骨圧迫を開始する前にすべての手順を完了していればよい。また，受講者は呼吸と脈拍の確認を5〜10秒で行わなければならない（理想的にはこれらの確認は同時に行う）。

受講者が助けを求めたら，インストラクターは「ここに感染防護具があります」と言う。

「乳児に対する胸骨圧迫」

このセクションでは，受講者が質の高い胸骨圧迫を行う能力を評価する。胸骨圧迫を客観的に評価するため，フィードバック装置の使用が好ましい。最適なフィードバック装置としては，忠実度の高いマネキンが推奨される。心停止を認識してから10秒以内に胸骨圧迫を開始する必要がある。

指の位置，サイクル1および2（1人法のCPR）

受講者が指を胸部中央乳頭間線のすぐ下に2本の指もしくは両母指を置いているかを評価する。

指の位置，サイクル3（2人法のCPR）

2人法のCPRの場合，受講者による乳児の胸骨圧迫のための胸郭包み込み両母指圧迫法を評価する。受講者が両母指を，胸骨の下半分，乳頭間線のすぐ下に置いていることを確認する。

テンポ，サイクル1および2（1人法のCPR）

圧迫のテンポはフィードバック装置とストップウォッチを使って測定すること。1分あたり100〜120回の圧迫のテンポを達成するには，受講者は15〜18秒間以内で圧迫を30回行わなければならない。

テンポ，サイクル3（2人法のCPR）

圧迫のテンポはフィードバック装置とストップウォッチを使って測定すること。1分あたり100〜120回の圧迫のテンポを達成するには，受講者は7〜9秒間以内で圧迫を15回行わなければならない。

深さと胸郭の戻り

フィードバック装置またはマネキンがない状況で深さおよび胸郭の戻りを評価することは，信頼性に欠ける。テストの妥当性と信頼性を高めるため，深さと胸郭の戻りを客観的に測定する機能のある市販のフィードバック装置の使用が好ましい。正しい深さと胸郭の戻りをライトや電子表示で示すマネキンの使用を強く推奨する。圧迫が十分な深さである場合にクリック音を鳴らして深さを知らせるマネキンを使用してもよい。受講者の圧迫が推奨される深さを達成できていないときは，片方の手のひらの付け根を使用するよう受講者に指示してもよい。

「乳児に対する人工呼吸」

人工呼吸を行う場合は，ポケットマスクやフェイスシールドなどの感染防護具を必ず着用すること。使用する防護具は，受講者が現場で使用するものと同じようなものでなければならない。防護具の種類が不明である場合，インストラクターは受講者にトレーニングで使用した防護具を提供しなければならない。場合によっては，バッグマスクしか利用できない現場もある。このような場合，受講者はバッグマスクを使ってスキルテストを受けてもよい。インストラクターは，臨床現場においては，救助者1人で行うCPRの際に救助者がバッグマスクを使用すると，10秒で2回人工呼吸を行うことが困難であることを強調する。

人工呼吸，サイクル4（2人法のCPR）

人工呼吸はバッグマスクを使用して行う。

1回の人工呼吸は1秒かけて行う

受講者は頭部後屈－顎先挙上法で傷病者の気道を確保する。受講者1名につき，人工呼吸を2回行う。受講者は胸の上がりを確認しながら，1秒かけて息を吹き込む。

胸の上がりを目で確認できる

受講者は，胸の上がりを目視できるように十分な空気を送り込むこと。

ヒント：受講者がうまく人工呼吸を行えない場合は，密着が適切であり，気道が確保されていることを確認する。適切に密着できるよう，ポケットマスクまたはバッグマスクの上の手の位置を受講者に教える必要がある。

胸骨圧迫の中断を最小限にする

1つのサイクルの最後の圧迫から次のサイクルの最初の圧迫までの間隔が10秒以内となるようにする。これは，バッグマスクを用いて達成することは困難である可能性がある。

「乳児のサイクル2」

受講者は30回の胸骨圧迫と2回の人工呼吸をもう1サイクル行う。サイクル1と同じ基準で受講者を評価する。

「乳児のサイクル3」

2人目の救助者（別の受講者またはインストラクター）がバッグマスクを使った人工呼吸を行う準備ができるまで，評価を受ける受講者が胸骨圧迫を継続する。評価を受ける受講者は，2本の親指を乳頭間線のすぐ下（胸骨の下半分）に置き，胸郭包み込み両母指圧迫法で圧迫する。圧迫を15回行った後，2人目の救助者が人工呼吸を2回行えるように圧迫を止めた時点で，テスト終了とする。

注意：このサイクルの後，受講者は役割を交代して，サイクル4に進む。

「乳児のサイクル4」

評価を受ける受講者がバックマスクを使った人工呼吸を行う準備ができるまで，2人目の受講者が圧迫を続けてもよい。15回（1サイクル）の圧迫を行った後，評価を受ける受講者がバックマスクを使って2回の人工呼吸を行う。人工呼吸1回につき1秒かける。人工呼吸を行うたびに胸の上がりを目で確認できる必要がある。次の圧迫までの人工呼吸を行うための間隔は10秒以内とする。

「テスト結果」

受講者がすべてのスキルを正しく実演できた場合は，その受講者のスキルテストのチェックリストの「合格」を〇で囲む。受講者がうまく実演できないスキルがあった場合は，「要補習」に〇を付ける。インストラクターは受講者が正しく実演できなかったスキルについて，新しいスキルテストのチェックリストを使用してスキルを再テスト（再評価）する。補習が必要な場合，補習が必要であることを示したスキルテストチェックリストと，受講者が合格したことを示す新しいスキルテストチェックリストをコース記録とともに保管する。インストラクターのイニシャル，インストラクターID，および日付をチェックリストの最後のボックスに記入する。

テスト

一次救命処置
乳児に対するCPR
スキルテストチェックリスト（1／2）

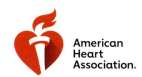

受講者名 _____ テスト日 _____

病院内のシナリオ：「あなたは病院または診療所で勤務しています。そこへ，乳児を抱いた女性が走りこんできました。女性は「助けてください！この子が呼吸していないんです」と叫んでいます。あなたは手袋とポケットマスクを持っています。あなたは同僚に頼んで緊急通報をしてもらい，救急治療用器材を取ってきてもらいます。」

病院搬送前のシナリオ：「あなたは呼吸をしていない乳児がいる現場に到着しました。バイスタンダー（その場に居合わせた人）によるCPRは行われていません。現場に近づき，安全を確認しました。その次に何を行うかを示してください。」

評価と通報
- ☐ 反応を確認する
- ☐ 大声で助けを呼ぶ／救急対応システムに出動を要請する
- ☐ 呼吸を確認する
- ☐ 脈拍を確認する

受講者が助けを呼んだら，インストラクターは「ここに感染防護具があります」と言う。

CPRサイクル1（30：2）　＊正確性のため，CPRフィードバック装置が好ましい。

乳児に対する胸骨圧迫
- ☐ 質の高い胸骨圧迫を行う＊：
  - 乳児の胸部中央の乳頭間線のすぐ下に2本の指または両母指を置く
  - 15～18秒間に30回の圧迫を行う
  - 胸部の厚みの少なくとも3分の1（約4 cm）の深さまで圧迫する
  - 圧迫を行うたびに胸壁が完全に元に戻るまで待つ

乳児に対する人工呼吸
- ☐ 感染防護具を使用して人工呼吸を2回行う：
  - 1回の人工呼吸は1秒かけて行う
  - 1回の人工呼吸ごとの目視可能な胸の上がりを確認する
  - 10秒以内に胸骨圧迫を再開する

CPRサイクル2（サイクル1の手順を繰り返す）　各手順の実施が完了できた場合のみ，☐をチェックする
- ☐ 胸骨圧迫　　☐ 人工呼吸　　☐ 10秒以内に胸骨圧迫を再開する

救助者2がバッグマスクを持って到着し，人工呼吸を開始する。その間，救助者1は胸郭包み込み両母指圧迫法による圧迫を継続する。

CPRサイクル3

救助者1：乳児に対する胸骨圧迫
- ☐ 質の高い胸骨圧迫を行う＊：
  - 胸郭包み込み両母指圧迫法で15回圧迫する
  - 7～9秒間に15回の圧迫を行う
  - 胸部の厚みの少なくとも3分の1（約4 cm）の深さまで圧迫する
  - 圧迫を行うたびに胸壁が完全に元に戻るまで待つ

救助者2：乳児に対する人工呼吸
この救助者は評価対象ではない。

（続く）

© 2021 American Heart Association

パート 4

一次救命処置
乳児に対する CPR
スキルテストチェックリスト（2／2）

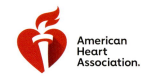

受講者名 _____   テスト日 _____

（続き）

CPR サイクル 4

救助者 2：乳児に対する胸骨圧迫
この救助者は評価対象ではない。

救助者 1：乳児に対する人工呼吸
☐ バッグマスクを使用して人工呼吸を 2 回行う：
- 1 回の人工呼吸は 1 秒かけて行う
- 1 回の人工呼吸ごとの目視可能な胸の上がりを確認する
- 10 秒以内に胸骨圧迫を再開する

テスト終了

インストラクターメモ

- 受講者が正常に完了した手順に対応する☐に✓を記入する。
- 受講者がすべての手順を正常に完了できなかった場合（つまり，チェックされていない☐が残っている場合），その受講者は補習を受ける必要がある。補習を必要とするスキルについて，ここにメモしておくこと（補習については，インストラクターマニュアルを参照）。

テスト結果　合格の場合は**合格**，補習が必要である場合は**要補習**を○で囲む。	**合格**	**要補習**
インストラクターのイニシャル _____　インストラクター番号 _____　日付 _____		

© 2021 American Heart Association

一次救命処置
乳児に対するCPR
スキルテストの重要スキルの説明

1. **30秒以内に傷病者を評価して救急対応システムに出動を要請する（これは「必ず」胸骨圧迫を開始する前に実行する）。現場の安全を確認したら，以下を実行する。**
   - 軽くたたいて大きな声で呼びかけ，反応を確認する
   - 大声で助けを呼ぶか，助けを呼ぶよう人に指示し，「さらに」救急治療用器材を入手する
   - 呼吸をしていないか，あるいは正常な呼吸をしていない（死戦期呼吸のみ）かを確認する
     - 5秒以上10秒以内で頭部から胸部にかけて確認する
   - 上腕動脈の脈拍をチェックする
     - 呼吸の確認と同時に実施してもかまわない
     - 5秒以上，10秒以内で確認する

2. **1人法のCPR中に質の高い胸骨圧迫を実施する（心停止を判定してから10秒以内に圧迫を開始する）**
   - 胸部中央の正しい位置に手または指を置く
     - 救助者が1人：乳頭間線のすぐ下に2本の指または両母指を置く
     - 「救助者が十分な深さで圧迫できないときは，片方の手のひらの付け根を使用してもよい。」
   - 圧迫のテンポは1分あたり100〜120回
     - 30回の胸骨圧迫を15〜18秒以内で実施する
   - 年齢に応じた十分な深さ
     - 乳児：胸部の厚みの少なくとも1/3（約4 cm）
     - 市販のフィードバック装置または忠実度の高いマネキンの使用が好ましい
   - 圧迫を行うたびに胸が完全に元に戻す
   - 年齢と救助者の数に応じた適切な比率
     - 救助者が1人：胸骨圧迫30回に対し人工呼吸2回
   - 胸骨圧迫の中断を最小限に抑える
     - 前のサイクルの最後の圧迫から次のサイクルの最初の圧迫まで10秒の間に人工呼吸を2回

3. **2人法のCPRを実施する際，バッグマスクで効果的な人工呼吸を行う**
   - 気道を十分に確保する
   - 1回の人工呼吸は1秒かけて行う
   - 人工呼吸は胸の上がりを目で確認できるように行う
   - 過剰な換気を避ける
   - 10秒以内に胸骨圧迫を再開する

4. **（この評価のために出される）インストラクターの指示に従い，適切な間隔で胸骨圧迫担当を交代する。交代に5秒以内で行う。**

5. **2人法のCPRを実施する際，質の高い胸骨圧迫を行う**
   - 胸部中央の正しい位置に手または指を置く
     - 救助者が2人の場合：乳頭間線のすぐ下で胸郭包み込み両母指圧迫を行う
   - 圧迫のテンポは1分あたり100〜120回
     - 15回の胸骨圧迫を7〜9秒以内で実施する
   - 年齢に応じた十分な深さ
     - 乳児：胸郭の厚みの少なくとも1/3（約4 cm）
   - 圧迫を行うたびに胸が完全に元に戻すつ
   - 年齢と救助者の数に応じた適切な比率
     - 救助者が2人の場合：胸骨圧迫15回に対し人工呼吸2回
   - 胸骨圧迫の中断を最小限に抑える
   - 前のサイクルの最後の圧迫から次のサイクルの最初の圧迫までの経過経過時間が10秒未満になるように，2回の人工呼吸を

受講者の再試験

スキルテストの時間に余裕がある場合は，受講者が合格できなかった項目について再テストを実施することができる。受講者が2回目のスキルテストも合格できなかった場合は，コースの最後の補習レッスンでその受講者に指導を行い，その時点で再テストを受けさせる。すべての追加再テストは，コースの最後の補習レッスンで実施される。再テストを行う場合は，常に受講者のスキル「全体」をテストする。場合によっては，再テストをコース終了後の別の日程に延期してもかまわない。例えば，補習によって成果を上げられなかった場合は，まず改善計画を策定し，受講者がその計画を完了してから再テストのスケジュールを決定できる。追加の補習がかなりの量になるような場合は，BLSコースを再受講するように受講者に勧めることもできる。

パート 5

BLS レッスンプラン

受講前の準備

インストラクターへのヒント

- BLSインストラクターとして各自の役割を果たせるよう準備すること。すべてのコース教材に目を通し，コース中に生じる可能性がある質問や課題について想定しておく。それぞれの受講者の総合的な成功を実現するためには，こうした準備に時間をかけることが重要である。
- レッスンプランの使用に関する詳細な指示については「パート3：コースの指導」を参照のこと。

講習開始の30～60日前

- 以下のようなコースの詳細を確認する。
  - 受講者の職業（医療機関内の医療従事者か病院搬送前の医療従事者か）と，コースで教わったスキルの使用方法
  - 受講者の人数
  - コースで必要とされる特別な器材
- コースに必要な器材を手配する。器材リストについては，「パート2：コースの準備」を参照のこと。
- BLSコースの要件を満たす部屋を予約する。詳細については，「パート2：コースの準備」を参照のこと。
- クラスの規模によって，必要に応じてインストラクターを追加手配する。

講習開始の3週間前まで

- 参加する受講者に，事前案内，コースの日程，および受講者用教材を送付する。
- 追加のインストラクターを手配している場合は確認をとる。
- 地域のプロトコールを調査し，講習に出席する受講者にも事前にそれらを確認しておくように促す。これは，コース中の受講者からの質問に回答する際に役立つ。詳細および例については，「BLSレッスンプラン」のオプションの「レッスン6A：地域のプロトコールについてのディスカッション」を参照のこと。

講習前日

- 部屋の予約を確認し，必要な器材がすべて揃っていることを確認する。
- 部屋の準備を行い，すべての装置と器材が機能することを確認する。前日に部屋に入れない場合は，講習当日にこの準備を行ってもよい。
- 建物内にある最も近いAEDの場所および救急通報番号を確認する。
- 追加のインストラクターがいる場合はコース日程に従って，すべての役割と責任を分担し，効率性と時間設定について確認する。
- コースのすべての必要書類が整っていることを確認する。
- 高い能力を持つチームのアクティビティでFull Code Proアプリを使用する場合は，iOSスマートフォンまたはタブレットにダウンロードする。講習前にアプリの機能をきちんと使えるようにしておく。

講習当日

以下の準備ができるように，時間に余裕を持ってコース会場に到着する。

- すべての器材が正常に機能しており，メーカーの指示に従って清掃されていることを確認する。
- 受講者が到着する前に，ビデオの再生準備をしておく。
- 必要な用品について受講者に明確な指示を出し，用品を受講者に配布するか，受講者が到着時に各自で集められるよう並べておく。
- 到着した受講者を出迎えてリラックスしてもらい，教室と席を案内する。
- 受講者が到着したら，登録情報を確認し，受講者名簿（Course Roster）を完成させる。

レッスン 1
コースの紹介

5 分

インストラクターへのヒント

- 学習目標および BLS コースの内容をよく理解しておく。伝えたいこと，それが重要な理由，およびその結果として期待されることを認識しておくことが不可欠である。
- 受講者に対するプレブリーフィングを実施する。この講習が安全に学習できる場所であること，うまくできないことも想定されており，学習プロセスの一部であることを説明する。受講者はスキルを繰り返し練習することができ，インストラクターからパフォーマンス改善のためのフィードバックを受けることができる。コースを修了するには，重要な蘇生スキルの習熟を実証しなければならないことを受講者に周知する。
- 可能であれば，受講者が現実に遭遇する状況に合わせて，学習内容を調整する。受講者の性格，置かれている状況，それぞれが入手可能な資機材や人的資源を考慮に入れる。シナリオ，チーム構成，および役割が現実に沿ったものとなるようチームトレーニングを構成する。
- コース中の休憩時間の取り方について考えておく。休憩時間を利用して，親密な関係を築いたり，フィードバックを受けたり，受講者の質問（他者の前では尋ねることがはばかられる質問）に答えたりすることを検討する。

ディスカッション

- 自己紹介をし，追加のインストラクターがいる場合はそのインストラクターも紹介する。
- 受講者にも自己紹介してもらう。
- コースは対話式に進める双方向性であることを説明する。インストラクターの役割，ビデオベースの学習，プロバイダーマニュアル，シナリオ，ビデオを見ながらの練習，およびスキルテストと試験について説明する。
  - ビデオを見ながらの練習に関する詳細情報については，「パート 3：コースの指導」を参照のこと。
- 膝や背中の障害など医学上の懸念があるため履修困難が予想される受講者がいたら，インストラクターに申し出るように伝える。特別な支援が必要な受講者の詳細については，「パート 1：概要」を参照のこと。
- トイレや非常口などを含め，建物のレイアウトを説明する。
- 最も近い AED の場所と救急通報番号を受講者に伝える。
- コースの日程について，休憩時間や講習終了時間も含めて説明する。
- BLS コースを修了すると以下のことができるようになることを受講者に周知する。
  - 質の高い CPR の重要性および生存に対するその効果を説明できる
  - 救命の連鎖のすべてのステップを説明できる
  - 救命の連鎖における BLS の概念を応用できる
  - CPR が必要な人の徴候を認識できる
  - 成人，小児，および乳児に対して質の高い CPR を実施できる
  - AED の迅速な使用の重要性を説明できる
  - AED の適切な使用を実演できる

- 感染防護具を使用して効果的な人工呼吸を行うことができる
- 複数救助者による蘇生におけるチームの重要性を説明できる
- 複数救助者によるCPR時にチームの効果的な一員として行動できる
- 成人，小児，または乳児における異物による気道閉塞を解除する技術を説明できる
- コース中に視聴するビデオおよびシナリオの詳細については，「パート3：コースの指導」の「BLSコースの概要」を参照のこと。
- コースを修了するには以下の条件を満たす必要があることを受講者に周知する。
  - 成人に対するCPRおよびAEDのスキルテストに合格する
  - 乳児に対するCPRのスキルテストに合格する
  - 試験で84％以上得点する

レッスン 2
成人に対する 1 人法の BLS　　　　　　　　30 分

パート 1：成人の救命の連鎖
パート 2：現場の安全確認，評価，および成人に対する胸骨圧迫（PWW）
パート 3：ポケットマスク（PWW）
パート 4：成人に対する 1 人法の BLS（PWW）

> ## 学習目標
> 受講者に，このレッスンを修了すると，以下のことができるようになることを説明する
> - 質の高い CPR の重要性および生存に対するその効果を説明できる
> - 救命の連鎖のすべてのステップを説明できる
> - 救命の連鎖における BLS の概念を応用できる
> - CPR が必要な人の徴候を認識できる
> - 成人に対して質の高い CPR を行うことができる

インストラクターへのヒント

- ビデオを見ながら練習することを受講者に周知し，すぐに実践練習にとりかかれるよう準備を促す。
- 練習中の受講者にフィードバックするときは，「何をしてはならないか」ではなく，「何をするべきか」に重点を置く。また，常に良い点を指摘できるよう心掛ける。
- コースの進行時は常にプロバイダーマニュアルを手元におくように指示する。
- PWW セッションの最後には，次のスキルへ進む準備ができているか，それとも練習を繰り返したいかを受講者に尋ねる。
- 受講者が講習で使用する機材の組み立て方法と操作方法を理解しておく。必要に応じて組み立てや操作を手伝えるよう準備しておき，問題が発生した場合は解決にあたる。
- このレッスンで再生するプロバイダーオプションを選択する（医療機関内または病院搬送前）。
- 受講者はこのレッスンの復習のため，プロバイダーマニュアルの「パート 3：成人に対する BLS」を参照することができる。

ビデオを再生する
ビデオでは以下の内容について取り上げる。
シナリオ，成人の救命の連鎖，現場の安全確認，評価，成人に対する胸骨圧迫。

ビデオを一時停止する
- 受講者にマネキン横に座るよう指示する。
- 受講者に対し，現場での最初の救助者として，現場の安全性をチェックし，傷病者の状態を評価する練習をすることを伝える。また，成人に対する胸骨圧迫を練習すること，30 回の胸骨圧迫を 3 セット行うことを伝える。

ビデオを見ながら練習（PWW）：現場の安全確認，評価，および成人に対する胸骨圧迫

「現場の安全確認と評価」

ビデオを再生する前に，ビデオに沿って現場の安全確認と評価を実施するよう受講者に指示する。受講者に以下のことを指示する。

- 救助者および傷病者にとって現場が安全であることを確認する。
- 反応の有無をチェックする。傷病者の肩を軽く叩き，大声で「大丈夫ですか」と尋ねる。
- 傷病者に反応がない場合は，大声で近くの人に助けを求める。
- 傷病者に脈拍があるか，呼吸が正常であるかを評価する。
- 状況に応じた救急対応システムに出動を要請する。
- AED を取ってくる。他に救助者がいる場合は，その人に取りに行ってもらう。

自分の職場において個人用感染防護具がどこにあるかを知っておくことも重要であることを受講者に周知してもよい。

「成人に対する胸骨圧迫」

ビデオを再生する前に，ビデオに沿って成人に対する胸骨圧迫の手順を実施するよう受講者に指示する。受講者に以下のことを指示する。

- 傷病者の脇の位置につく。
- 傷病者の胸部中央（胸骨の下半分）に片方の手のひらの付け根を置く。
- 置いた手の上に，もう一方の手のひらの付け根を置く。
- 腕を真っ直ぐに伸ばし，手の真上に肩がくるようにする。
- 胸骨圧迫を行う。
  - 毎回少なくとも 5 cm の深さで圧迫する。必ず傷病者の胸骨を真っ直ぐに押すようにする。
  - 1 分あたり 100～120 回のテンポで胸骨を圧迫する。
  - 胸骨を圧迫した後，胸壁が完全に元に戻るのを待ってから再び圧迫する。圧迫と圧迫の間に胸部にもたれかからないこと。
- 胸骨圧迫の中断を最小限に抑える（中断が 10 秒未満になるようにする）。

以下の主要概念を強調する：適切な位置に手を置くこと，強く速く押すこと，胸壁が完全に元に戻るのを待ってから次の圧迫を行うこと，圧迫と圧迫の間の中断時間を最小限に抑えること。

 ## ビデオを再生する

ビデオではポケットマスクについて取り上げる。

 ## ビデオを一時停止する

- 受講者にマネキンの脇に移動するよう指示する。
- 受講者に対し，ポケットマスクの使用を練習すること，2 回の人工呼吸を 5 セット行うことを伝える。

ビデオを見ながら練習（PWW）：ポケットマスク

ビデオを再生する前に，ビデオに沿ってポケットマスクの使用手順を実施するよう受講者に指示する。受講者に以下のことを指示する。

- 傷病者の脇の位置につく。
- 傷病者の鼻をガイドにして，顔面にポケットマスクを置く。
- 以下のようにして，ポケットマスクを顔に密着させる。
    - 傷病者の頭頂部に近いほうの手の人差し指と親指をマスクの鼻の上の縁に添える。
    - もう一方の手の親指をマスクの顎の上の縁に添える。
- 下端に置いた手の残りの指は下顎（かがく）の骨部分に沿って当て，下顎を挙上する。頭部後屈－顎先挙上法を行い，気道を確保する。
- 下顎を挙上する際には，マスクの外側の縁を強く完全に押し当て，マスクを顔に密着させる。
- 傷病者の胸部が上がるよう，1秒かけて息を吹き込む。

マスクを顔にしっかりと押し当てるよう受講者に指示する。胸の上がりを目で確認できることが重要である点を強調する。

 ## ビデオを再生する

ビデオでは成人に対する1人法のBLSについて取り上げる。

 ## ビデオを一時停止する

- 受講者にマネキンの横に座るよう指示する。
- 受講者に対し，成人に対する1人法のBLS手順全体を練習すること，30回の胸骨圧迫を3セット，セットごとに2回の人工呼吸を行うことを伝える。

 ## ビデオを見ながら練習（PWW）：成人に対する1人法のBLS

ビデオを再生する前に，ビデオに沿って手順を実施するよう受講者に指示する。受講者は，現場の安全確認および傷病者評価，成人に対する胸骨圧迫，ポケットマスク使用の手順を実施する。手順の詳細については，このレッスンプランの各スキルを参照のこと。質の高いCPRを実施し，圧迫の中断を最小限に抑えるよう受講者を指導する。人工呼吸と圧迫の間の間隔はできるだけ短くする。

レッスン3
AED およびバッグマスク

20分

パート1：AED（受講者の練習）
パート2：バッグマスク（PWW）

> **学習目標**
>
> 受講者に，このレッスンを修了すると，以下のことができるようになることを説明する
> - AEDの迅速な使用の重要性を説明できる
> - AEDの適切な使用を実演できる
> - 感染防護具を使用して効果的な人工呼吸を行うことができる

インストラクターへのヒント

- このレッスンで再生するプロバイダーオプションを選択する（医療機関内または病院搬送前）。
- 受講者はこのレッスンを復習する目的で，プロバイダーマニュアルの「パート4：成人および8歳以上の小児に対する自動体外式除細動器」および「パート3：成人に対するBLS」を参照することができる。

ビデオを再生する

ビデオではAEDとバッグマスクの使用について取り上げる。これには，以下のような傷病者に対するAED使用時の特別な留意事項も含まれる。
- 胸毛が濃い
- 傷病者が水に浸かっているか，胸部が水で濡れている
- 植込み型除細動器またはペースメーカーを装着している
- AEDパッドを貼る位置の皮膚表面に，貼付薬またはその他の物体が付着している
- 乳児または8歳未満（日本では就学児未満）の小児
- 妊婦

ビデオを一時停止するAEDの復習

ビデオの一時停止中に，AEDトレーナーを受講者に見せて以下を行う。
- AEDトレーナーの使用方法を説明し，トレーニング用AEDでは実際の電気ショックは流れないことを受講者に周知する
- AEDの音声メッセージに従うことを強調する
- AEDトレーナーを手元に用意して，練習の準備をするように受講者に伝える
- これからAEDを使った練習を始めることを受講者に伝える

受講者による練習：AED

AEDの使用方法について以下の手順に従うよう指示する。まず最初にインストラクターがAEDトレーナーを使って手順を示した後に、受講者に練習させる。

受講者への指示

1. AEDのキャリーケースや蓋を開ける。必要に応じてAEDの電源を入れる。
   - 蓋やケースを開けると自動的に電源が入る製品もある。
   - AEDの指示に従って以降の手順を実施する。
2. 傷病者の胸をはだけてAEDパッドを貼る。
   - 8歳以上（日本では就学児以上）の傷病者には、小児用パッドや小児用システムではなく、成人用パッドを選択する。
   - AEDパッド粘着面のシールをはがす。
   - 傷病者の胸をはだけて粘着性のAEDパッドを貼る。AEDパッド1枚をマネキンの胸の右上（鎖骨のすぐ下）に貼る。別のAEDパッドを左腋窩から7〜8 cm下、乳頭の左側部に貼る。
   - 接続ケーブルをAEDボックスに接続する（あらかじめ接続されている製品もある）。
3. マネキンから離れて、心拍リズムを解析させる。
   - AEDから音声メッセージが出たら、解析中は傷病者から離れる。人工呼吸を担当している救助者も含め、誰も傷病者に触れないようにする。
   - 心リズムの解析準備ができたらボタンを押すように知らせる製品もあれば、自動的に解析を開始する製品もある。解析に要する時間は数秒である。
   - 解析が終わると、ショックが必要かどうかをAEDが知らせてくれる。
4. ショックが必要な場合には、傷病者から離れるようAEDから音声メッセージで指示がある。
   - 傷病者から離れてからショックを施行する：誰も傷病者に触れないようにする。
   - 「みなさん離れてください」または単に「離れて」などと大声で指示し、全員が傷病者から離れるようにする。
   - 誰も傷病者に接触していないことを確認する。
   - ショックボタンを押す。
5. ショックが加わると傷病者の筋肉が瞬間的に収縮する。
6. AEDから「電気ショックは不要」との指示が出た場合、または電気ショックが実施された後は、直ちに胸骨圧迫からCPRを再開する。

ビデオを再生する
ビデオではバッグマスクについて取り上げる。

ビデオを一時停止する
- 受講者にマネキンの横に座るよう指示する。
- 受講者に対し、バッグマスクを使用した2回の人工呼吸を5セット行うことを伝える。

ビデオを見ながら練習（PWW）：バッグマスク

ビデオを再生する前に，ビデオに沿ってバッグマスクの使用手順を実施するよう受講者に指示する。受講者に以下の手順に従うことを指示する。

- 傷病者の頭部のすぐ上の位置につく。
- 傷病者の鼻をガイドにして，正しい位置にマスクを当てる。
- EC クランプ法によりマスクを正しい位置に装着しながら，下顎を挙上し，気道が確保された状態を保つ。
    - 頭部後屈－顎先挙上法を実施する。
    - 傷病者の鼻をガイドにして，正しい位置にマスクを当てる。
    - 片方の手の人差し指と親指を「C」の形になるようにしてマスクの端に置き，マスクの縁を顔に押し当てる。
    - 残りの指を使用して顎の角度を上げ（3 本の指が「E」の形になる），気道を確保し，マスクに顔を押し当てる。
- 胸が上がることを確認しながら，バッグを押して人工呼吸を行う（1 回につき 1 秒かけて）。酸素供給の有無にかかわらず，人工呼吸は 1 回につき 1 秒かけて行う。
    - インストラクターは受講者に対し，人工呼吸を 2 回行って胸が上がることを確認させる。

レッスン 4
成人に対する 2 人法の BLS

9 分

学習目標

このレッスンを修了すると，複数救助者による CPR 時にチームの効果的な一員として行動できるようになることを受講者に伝える。

インストラクターへのヒント

- このレッスンで再生するプロバイダーオプションを選択する（医療機関内または病院搬送前）。
- 受講者はこのレッスンの復習のため，プロバイダーマニュアルの「パート 3：成人に対する BLS」を参照することができる。

ビデオを再生する
ビデオではシナリオと，成人に対する 2 人法の BLS について取り上げる。

ビデオを一時停止する
- 受講者にマネキンの横に座るよう指示する。
- 受講者に対し，成人に対する 2 人法の CPR 手順でそれぞれの役割を練習することを伝える。救助者 1 と救助者 2 の役割を受講者に割り当てる。
- 最初の PWW セグメントが終わったら，受講者の役割を交代して，ビデオを繰り返し再生し練習させる。各受講者が 30：2 の 3 セットを行う。各受講者が 30：2 の 3 セットを行う。

ビデオを見ながら練習（PWW）：成人に対する 2 人法の BLS
ビデオを再生する前に，ビデオに沿って以下の手順を実施するよう受講者に指示する。

救助者 1

救助者 1 に，傷病者の脇に位置をとり胸骨圧迫の練習をするよう指示する。受講者は以下のようにする。

- 胸部を少なくとも 5 cm 圧迫する
- 圧迫のテンポは 1 分あたり 100〜120 回とする
- 圧迫を行うたびに胸郭を，胸郭が完全に元に戻るのを待ってから再び圧迫する。圧迫と圧迫の間に胸部にもたれかからないこと
- 圧迫の中断を最小限に抑える（中断が 10 秒未満になるようにする）
- 胸骨圧迫と人工呼吸の比率を 30：2 にする
- 胸骨圧迫の回数を声に出して数える

救助者 2

救助者 2 に，傷病者の頭部側に位置をとり，気道を確保するよう指示し，受講者は以下のようにする。

- 頭部後屈−顎先挙上法または下顎挙上法を実施する

- バッグマスクを使った人工呼吸を行う。その際，胸の上がりを確認し，過剰な換気を避ける

十分に深く速い圧迫を行うこと，胸壁が完全に元に戻るまで待ってから次の圧迫を行うことを救助者1に対して促すよう，救助者2に指示する。

受講者を観察し，そのパフォーマンスに対して良い点や改善すべき点のフィードバックを与える。

セグメント練習を繰り返す
役割を交代してPWWセグメントを繰り返すよう受講者に指示する。

受講者による練習（オプション）：AEDを用いた成人に対する2人法のBLS

- PWWセグメントで成人に対する2人法のCPR手順を受講者に行わせた後，成人に対するCPR手順全体にAEDを取り込むよう受講者に指示する。
    - 成人に対する2人法のCPR手順におけるAEDの使用法については，成人に対するCPRおよびAEDスキルテストチェックリストの手順に従う。
- 受講者を観察し，良い点や改善すべき点のフィードバックを与える。この際，以下を強調して話す
    - AEDの到着と迅速な使用
    - AEDパッドの正しい装着位置
    - AEDの指示に従う
- 全受講者が練習セッションを修了するようにすること。

レッスン5
特別な留意事項　　　　　　　　　　　　　　　　　　　　10分

- パート1：口対口人工呼吸
- パート2：補助呼吸（PWW）
- パート3：高度な気道確保器具を使用した人工呼吸
- パート4：オピオイドによる致死的な緊急事態
- パート5：妊婦の心停止

インストラクターへのヒント

- このレッスンで再生するプロバイダーオプションを選択する（医療機関内または病院搬送前）。
- 受講者はこのレッスンを復習する目的で，プロバイダーマニュアルの「パート8：換気の方法」および「パート9：オピオイドによる致死的な緊急事態」を参照することができる。

ビデオを再生する
ビデオでは口対口人工呼吸および補助呼吸について取り上げる。

ビデオを一時停止する
- 受講者にマネキンの脇に移動するよう指示する。
- マネキンを使った補助呼吸を練習することを受講者に伝える。
- 成人マネキンの代わりに乳児マネキンを使用して補助呼吸の練習をするよう受講者に指示してもよい。このオプションを選択した場合は，「PWW：補助呼吸（成人）」ではなく，「受講者による練習：補助呼吸（小児および乳児）」に進むこと。

ビデオを見ながら練習（PWW）：補助呼吸（成人）
ビデオを再生する前に，ビデオに沿って成人に対する補助呼吸の手順を実施するよう受講者に指示する。受講者に以下のことを指示する。

- 6秒ごとに1回の補助呼吸を行う。
- 1回の補助呼吸に1秒間かけ，補助呼吸を行うたびに必ず胸の上がりを目で確認する。
- 約2分ごとに脈拍をチェックする。

受講者による練習：補助呼吸（小児および乳児向け）
乳児および小児に対する補助呼吸について，受講者に以下の手順を説明し，練習するよう指示する。

- 2～3秒ごとに1回（1分あたり20～30回）の補助呼吸を行う。
- 1回の補助呼吸に1秒間かける。
- 補助呼吸を行うたびに胸の上がりを確認する。
- 約2分ごとに脈拍をチェックする。

ビデオを再生する

ビデオでは以下の内容について取り上げる。
高度な気道確保器具を使用した人工呼吸，オピオイドによる致死的な緊急事態，妊婦の心停止。

- 高度な気道確保器具
    - 高度な気道確保器具を挿入した後は，換気のために胸骨圧迫は中断しない
    - 成人：6秒ごとに1回の人工呼吸を行う
    - 小児および乳児：2～3秒ごとに1回の人工呼吸を行う
- オピオイドによる致死的な緊急事態
    - オピオイドによる致死的な緊急事態が発生した場合は，必ず救急医療サービスに出動を要請する
    - 傷病者が呼吸しており脈拍がある場合は，呼吸状態を観察しながらナロキソンの投与を検討する
    - 傷病者が呼吸をしておらず脈拍がある場合は，補助呼吸を実施してナロキソンを投与する
    - 傷病者が呼吸をしておらず脈拍もない場合は，CPRを開始する
- 妊婦の心停止
    - 胸骨圧迫，換気，およびAEDの使用については，妊娠中の女性の場合も変更はない
    - CPRを継続するのに十分な数の救助者がいる場合は，CPRを継続しつつ，せり出した母体の腹部を傷病者の左側に移動させる（子宮左方移動）

レッスン 6
高い能力を持つチーム　　　　　　　　　　26 分

パート 1：チームダイナミクス
パート 2：高い能力を持つチーム
パート 3：高い能力を持つチームのアクティビティ（オプション）

学習目標
このレッスンを修了すると，複数救助者による蘇生処置時のチームの重要性を説明できるようになることを受講者に伝える。

インストラクターへのヒント

- 受講者のディスカッションへの積極的な参加を促すため，自由回答形式の質問を投げかけ，受講者独自の考え方を引き出す。これは受講者の参加を促進するのに役立つ。
- 質問に回答するときは，受講者としっかり目を合わせて意思疎通を図る。その後，受講者全体に対して目を配りつつ，時折質問をした受講者に再度注意を向ける。
- このレッスンのチームダイナミクスに関するパートは，各自が果たすべき役割など，効果的なチームダイナミクスの要素に焦点を当てている。このレッスンの高い能力を持つチームに関する部分では，高い CCF など，具体的な能力指標に到達するために必要なスキルに焦点を当てている。
- CCF は，CPR 中に救助者が胸骨圧縮を行う時間の割合を示す。胸骨圧迫の中断が短くなるほど，より良好な転帰との関連を認める。CCF が 60 ％以上であれば，自己心拍再開，電気ショックの成功，および生存退院の可能性が高まる。チームワークが良好な場合，救助者は 80 ％以上の CCF を達成できることが多い。10 分のシナリオで，80 ％の CCF を達成するには，胸骨圧迫の合計時間を約 8 分とする必要がある。
- 蘇生チームにおける BLS プロバイダーの担当は，本コース中でトレーニングを受けた範囲内に限定されることを説明する。ただし，効果的なチームメンバーになるためには，チームのすべての役割を理解しておくことが重要である。
- このレッスンで再生するプロバイダーオプションを選択する（医療機関内または病院搬送前）。
- 受講者はこのレッスンの復習のため，プロバイダーマニュアルの「パート 5：チームダイナミクス」を参照することができる。

 ## ビデオを再生する：チームダイナミクス

ビデオでは優れたチームダイナミクスについて以下の内容を取り上げる。
チームの役割は，チームリーダー，胸骨圧迫担当者，気道確保担当者，静注/骨髄内/薬物投与担当者，モニター／除細動器／CPR コーチ，時間管理／記録係などのチームの役割と，優れた蘇生チームに関する以下のような情報。

- 各メンバーの役割
  - 明確な役割と責任分担
  - 自分の限界を知る
  - 建設的な介入（気配りが必要）

- 何を伝えるべきか
  - 知識の共有
  - 要約と再確認（患者の状態変化への対応に役立つ可能性がある）
- どのように伝えるべきか
  - クローズドループコミュニケーション
  - 指示を確認する
  - メンバーを名前で呼ぶ
  - 介入の完了を確認する
  - 明確なメッセージ
  - 冷静で自信に満ちたトーンで話す
  - 相互尊重
  - プロとして振る舞う
  - 親しみやすく抑制の効いた声で話す
  - 大声を出したり攻撃的になったりしない
- デブリーフィング
  - チーム全体でデブリーフィングを行う
  - デブリーフィングは蘇生処置の後に実施する
  - デブリーフィングを実施することで，チームのパフォーマンスと心停止後の患者の予後を改善できる可能性がある
- CPRコーチ
  - CPRコーチは，質の高いBLSスキルのパフォーマンスを支援し，チームリーダーが臨床ケアの他の側面に集中できるようにする。複数の研究結果により，CPRコーチのいる蘇生チームは，CPRコーチのいないチームと比較して，質の高いCPRをより高いCCFおよびより短い胸骨圧迫の中断時間で実施できることが示されている。CPRコーチの役割については，このレッスンのチームダイナミクスのパートで簡単に説明した。
  - CPRコーチは，胸骨圧迫と換気だけに集中し，質の高いCPRを確保する。CPRコーチは，プロバイダーが交代したり除細動器を使用したりする際の中断時間を最小限に抑えるための支援を行う。
  - CPRコーチは除細動器担当者の隣で，かつ胸骨圧迫担当者を直接監視できる場所に位置をとる。
  - CPRコーチは絶えず声かけをしてCPRの管理を続ける必要があるため，他の治療の側面を妨げないよう声のトーンやボリュームを調節しなければならない。
  - CPRコーチはチームリーダーの役割を尊重すべきであり，リーダー以上にリーダーシップを取ろうとする意思を示してはならない。常にチームリーダーに情報を提供して理解を共有し，重要なタスクと決定について確認を求める必要がある。
  - CPRコーチは医療従事者であれば誰でもなることができる。ただし，最新のBLSプロバイダーカードを保有しており，CPRコーチの責任を理解し，圧迫担当者と気道確保担当者を効果的に指揮してパフォーマンスを向上させる能力があることを実証する必要がある。

ビデオを再開する：高い能力を持つチーム

ビデオでは，蘇生処置中においてよくみられる中断をなくし，高い能力を持つチームの具体的な基準（CCFなど）を達成するために必要なスキルについて，以下のような情報を取り上げる。重要なコンセプトの一例として，以下のものがある。

- 胸骨圧迫の中断中において，手を胸の上で浮かせたまま待機する
- 熟練したプロバイダーは2分ごとの圧迫中断の約15秒前に脈拍をチェックし，除細動器をチャージする
- 圧迫担当者は2分ごと，または圧迫担当者が疲労した際に交代する。2人目の担当者は1人目の担当者の後ろに控えておく
- CPR中はリアルタイムのフィードバック装置（フィードバック装置がない場合はメトロノーム）を使用する

 ## ビデオを再生する：高い能力を持つチームのアクティビティ（オプション）

ビデオでは高い能力を持つチームのアクティビティについて取り上げる。

インストラクターへのヒント

- アクティビティ中は，複数の救助者のパフォーマンスを同時に観察する。改善の余地があるチームパフォーマンスについてはメモをとり，デブリーフィングにおけるディスカッションのトピックとして取り上げる。10分間のシナリオを提示し，その後に5分間のデブリーフィングを行う。
- 受講者が実践している間，インストラクターはCCFを測定する。

CCFの計測方法

オプション1：2個のストップウォッチを使う。

1. 1つ目のストップウォッチはチームにシナリオを伝えた直後にスタートさせる。処置を停止する目安として，10分後の目標時点まで継続して計測する（合計蘇生時間）。これはケース終了のリマインダーにもなる。
2. 2つ目のストップウォッチを使用して，シナリオ中の合計圧迫時間を計測する。圧迫担当者が胸骨圧迫を開始するたびにストップウォッチをスタートさせる。圧迫担当者が胸骨圧迫を停止したとき，または胸骨圧迫が中断されたときは，ストップウォッチを停止する。これを，シナリオ全体を通じ圧迫の各セットについて行う。シナリオの進行中はストップウォッチをリセットせず，追加して計測を続行させる。これにより，シナリオ中に胸骨圧迫が行われた合計時間を把握することができる。
3. 2つ目のストップウォッチの時間を秒単位に換算する（例えば8分＝480秒）。
4. 合計圧迫時間の秒数を合計蘇生時間の秒数（10分＝600秒）で割る。
5. これでCCFが得られる。例えば，2つ目のストップウォッチでの計測時間が520秒なら，600（合計蘇生時間）で割ると520/600＝0.8667となる。次に小数点以下2桁未満を四捨五入し，％に変換すると87％となる。

オプション2：AHAのFull Code Proアプリを使用する。 このアプリは，救助者がCPR中の重要な介入を記録するために簡単に使用できる無料の携帯アプリである。Full Code Proアプリは実際の蘇生処置中にも実習シナリオにおいても使用することができる。iOS機器にアプリをダウンロードするには，**https://itunes.apple.com/us/app/full-code-pro/id589451064?mt=8** にアクセスする。Full Code ProのチュートリアルビデオをAHAインストラクターネットワークで視聴することができる。

オプション3：蘇生データを記録するマネキンを使用する。

ビデオを一時停止する

- シナリオに合わせて受講者をグループに分け，チームの役割を割り当てる。インストラクターによりシナリオが読み上げられた後，受講者は「高い能力を持つチームの10分間のアクティビティ」を開始することを説明する。インストラクターは，質の高いCPRが行われているか，効率の高いチームの原則が実践されているかを確認し，蘇生処置を評価する。胸骨圧迫の中断を最小限に抑えることが予後の改善につながるため，CCFを計測することを受講者に手短かに周知する。
- CPR中に圧迫担当者が胸骨圧迫を開始したら，すぐにCCFの計測を開始する。

 ## 受講者による練習

各チームに対して以下のシナリオを読み上げる。

- 「あなた方は，突然倒れた65歳の女性に関する通報を受け，複数救助者チームの一部として対応します。あなた方のチームはこの出来事が起きた後すぐに到着し，胸骨圧迫のみのCPRがバイスタンダーにより行われていることに気づきました。」
- アクティビティ全体を通じてチームワークを保って動くよう受講者を指導する。質の高いCPR指導を行うため，AED使用時の圧迫の中断を最小限にすることも含め，CPRパフォーマンスを確認する。必要に応じて集中的な練習を実施させる。
- 2分間の胸骨圧迫のうち，後半部分における圧迫担当者のパフォーマンスに特に注意する。適切なテンポと深さで質の高い胸骨圧迫が行われているかを確認する。胸骨を圧迫した後，胸郭が完全に元に戻るのを待ってから再び圧迫すること，圧迫と圧迫の間に胸部にもたれかからないようにすることを圧迫担当者に周知する。

 ## ディスカッション：高い能力を持つチームのアクティビティのデブリーフィング

- シナリオの最後には，チームメンバーに対して，うまくいったと思う点，改善の余地があると思う点を尋ねてデブリーフィングする。
  - CCFの結果を発表し，改善の方法について議論する。
  - チームが質の高いCPRを維持できたかどうか話し合う。
  - チームが主体となって会話を進められるようにする。議論を促すため，自由回答形式の質問をする。
- クローズドループコミュニケーションの原則に基づき，コミュニケーションの改善について指導する。
  - チームリーダーがチームメンバーに対しメッセージ，指示，または役割を与える。
  - チームメンバーは，明確な返答とアイコンタクトにより，リーダーから指示された内容を確認する。
  - チームリーダーは次の指示を出す前に，チームメンバーに今行っている現作業の実行状況を報告させ，確認する。

レッスン 6A
地域のプロトコールについてのディスカッション（オプション） 20分

インストラクターへのヒント

- 同じ国内においても各 EMS システムは，現地のニーズ，実施の優先度，および医療指示に基づいて処置プロトコールを作成している。これらは確立されている国内標準プロトコールとは異なる場合があるため，プロバイダーの行動に対する本コースの指示と，それぞれの地域のプロトコールとが一致していない可能性がある。AHA はそれぞれの地域で確立されたプロトコールとの対立を望むものではない。
- 地域のプロトコールについてのディスカッションを誘導する際は，地域のプロトコールの内容を確認しておくこと。インストラクターが地域の EMS システムのメンバーである場合は，すでに地域のプロトコールを認識しているはずであるが，そうでない場合は，有意義なディスカッションができるようにコースの前に地域のプロトコールを学習しておくこと。
- AHA は特定のプロトコールや特定の方法を推奨していないが，関連性が高く広範に適用可能なエビデンスベースのガイドラインを発行している。これらのガイドラインは救急医療の専門家により，厳格で科学的なプロセスによって作成されている。地域のプロトコールについてのディスカッションは，受講者がそれぞれの地域のプロトコールにおける，AHA スキルを明確に説明し，練習をする良い機会となる。

ディスカッション

受講者に高い能力を持つチームおよび地域のプロトコールについてのディスカッションをさせる。以下のような質問をしてディスカッションを誘導する。

- 自身のシステムは現在，蘇生のための高い能力を持つチームのアプローチを使用しているか？
- 自身の地域のプロトコールに，高度なチームワークをどのように取り入れられるか？
- 自身のプロトコールに，高度なチームワークを取り入れる際に，考えられる課題は何か？
- 場所，患者，または器材の点で，高度なチームワークに対して考えられる課題は何か？
- 地域のプロトコールは AHA の BLS ヘルスケアプロバイダー向けの成人の心停止アルゴリズムと比較してどのように異なるか？

地域のプロトコールとコースでの学習内容とのよくある相違点の例を以下に示す。以下のセクションは，受講者がこれらの例について質問した場合にのみ使用する。

胸骨圧迫について地域のプロトコールとコースの内容が違った場合の回答：

コースでは，質の高い胸骨圧迫を 30 回行い，その後 2 回の人工呼吸を行うことを学習しました。これは皆さんの地域のプロトコールとは違うかもしれません。地域のプロトコールでは，胸骨圧迫を連続して 90 秒間または 200 回行ってから人工呼吸を行う，などとなっているかもしれません。

- 地域のプロトコールに従ってください。
- このレッスンの重要なポイントは，100〜120 回/分のテンポで，少なくとも 5 cm の深さで圧迫し，圧迫を行うたびに胸壁を完全に元に戻すということです。

- また，圧迫の中断を最小限に抑えるため，次の圧迫担当者は直ちに役割を交代する準備をしておく必要があります。

研究から，100～120回/分のテンポで，かつCCFが80％以上の胸骨圧迫を受けた患者は，生存の確率がきわめて高いことが確認されています。

AEDの使用方法について地域のプロトコールとコースの内容が違った場合の回答：

このコースでは，到着直後にAEDを使用することを学びました。これは皆さんの地域のプロトコールとは違うかもしれません。地域のプロトコールでは，胸骨圧迫を200回行ってから（またはCPRを2分間行ってから）初めてAEDを使用することができる，などとなっているかもしれません。

- 地域のプロトコールに従ってください。
- AEDの解析ができる時点まで質の高い胸骨圧迫を続けてください。
- 電気ショックが実施された後，またはAEDから「電気ショックは不要」との指示が出た場合は，直ちに胸骨圧迫を開始してください。
- 除細動までの時間が長くなるほど生存の可能性は低くなるということを常に覚えておいてください。

質の高いCPRと迅速な除細動を行ったとき，心停止患者の生存の可能性が最大に高まることが確認されています。

役割分担について地域のプロトコールとコースの内容が違った場合の回答：

このコースでは，病院搬送前のプロバイダーが果たすさまざまな役割（圧迫担当者，時間管理／記録係など）について学習しました。これは皆さんの勤務先のプロトコールとは違うかもしれません。勤務先のプロトコールでは，消防士，救急救命士，または他のチームの役割に基づいて役割分担しているかもしれません。

- 地域のプロトコールに従ってください。
- 実際の現場では，可能性のある分担を前もって知っておくことで，混乱を避けることができます。
- すべての役割と責任を明確にし，胸骨圧迫の中断を最小限に抑え，チームワークを円滑にして効率的な救助を行ってください。
- 実際に起こりうる状況のとおりに練習することが，高い能力を持つチームにとって重要です。
- 蘇生処置の監督，取り組みに対する効果の評価，蘇生のパフォーマンスが十分でなかったときの変更を行うチームリーダーを任命してください。
- 将来のパフォーマンスを改善するため，各コースのシナリオおよび実際の各蘇生処置の後にデブリーフィングを実施してください。

バッグマスクの使用方法について地域のプロトコールとコースの内容が違った場合の回答：

このコースでは，バッグマスクを使った換気について学習しました。皆さんの地域のプロトコールでは，胸骨圧迫のみ行う，200回の胸骨圧迫の後人工呼吸を行う，声門上気道デバイスを装着できるまでの短時間（できるだけ速やかに）フェイスマスクとバッグマスクを使用する，などとなっているかもしれません。

- 地域のプロトコールに従ってください。
- 人工呼吸1回ごとに胸が上がる程度の人工呼吸を行います（過剰な人工呼吸は，胸部への静脈血の戻りが妨げられるおそれがあります）。
- 高度な気道確保器具を使用したCPRにおける人工呼吸では，1分あたりの人工呼吸を12回以下とします（過剰な換気により胸腔内圧が上昇し，静脈還流が阻止され，脳への血流が低下するおそれがあります）。
- 高度な気道確保器具や声門上気道デバイスの装着に時間がかかり，胸骨圧迫が中断されないようにしてください。

レッスン 7
小児に対する BLS

10 分

- パート 1：小児の救命の連鎖
- パート 2：小児に対する BLS
- パート 3：小児に対する 2 人法の CPR（PWW）

学習目標
受講者に，このレッスンを修了すると，小児に対する質の高い CPR を実施できるようになることを伝える。

インストラクターへのヒント

- 必要な場合は自分の携帯電話を使用して救急対応システムに出動を要請するよう，受講者に周知する。
- 小児に対する BLS の練習に成人用のマネキンを使用している場合は，受講者に対し，成人のマネキンは片手で圧迫することが難しいため，CPR 実施中に両手を使う必要があるかもしれないことを知らせる。
- 小児に対する CPR で用いる手法は，小児の身体の大きさと圧迫担当者の身体能力（圧迫する力など）により異なることを，受講者に周知する。
- このレッスンで再生するプロバイダーオプションを選択する（医療機関内または病院搬送前）。
- 受講者はこのレッスンの復習のため，プロバイダーマニュアルの「パート 6：乳児および小児に対する BLS」を参照することができる。

ビデオを再生する
ビデオでは以下の内容について取り上げる。
シナリオ，小児の救命の連鎖，小児に対する BLS（小児に対する 2 人法の CPR，および成人に対する BLS と小児に対する BLS の違いを含む）。

- 救助者が 1 人で，目撃者ありとなしの場合
  - 目撃者あり：直ちに救急対応システムに出動を要請し，AED を取ってくる。
  - 目撃者なし：救助者が 1 人だけで，救急対応システムに出動を要請するためその場を離れなければならない場合は，離れる前に CPR を 5 サイクル実施する。
- 圧迫の深さ：胸郭の厚みの少なくとも 1/3（約 5 cm）の深さまで圧迫する
- 片手または両手による胸骨圧迫：深く，効果的な圧迫ができれば，どちらでもよい
- 胸骨圧迫と人工呼吸の比率：1 人法の場合の比率は 30：2，2 人法の場合の比率は 15：2 とする。

ビデオを一時停止する

- 受講者にマネキンの横に座るよう指示する。
- 小児に対する 2 人法の BLS 手順でそれぞれの役割を練習することを受講者に伝える。救助者 1 と救助者 2 の役割を受講者に割り当てる。
- 最初の PWW セグメントが終わったら，受講者の役割を交代して，同じビデオを再生して練習させる。各受講者が 15：2 の CPR を 3 セット行う。

ビデオを見ながら練習（**PWW**）：小児に対する **2** 人法の **CPR**
ビデオを再生する前に，ビデオに沿って以下の手順を実施するよう受講者に指示する。

救助者 1

- 救助者 1 に，傷病者の脇に位置をとり胸骨圧迫の練習をするよう指示する。受講者は以下のようにする。
    - 胸郭の厚みの少なくとも 1/3（約 5 cm）の深さまで圧迫する
    - 圧迫のテンポは 1 分あたり 100～120 回とする
    - 胸骨を圧迫した後，胸郭が完全に元に戻るのを待ってから再び圧迫する。圧迫と圧迫の間に胸部にもたれかからない
    - 胸骨圧迫の中断を最小限に抑える（中断が 10 秒未満になるようにする）。
    - 胸骨圧迫と人工呼吸の比率を 15：2 にする
    - 胸骨圧迫の回数を声に出して数える

救助者 2

- 救助者 2 に，傷病者の頭部側に位置をとり，気道を確保するよう指示する。受講者は以下のようにする。
    - 頭部後屈－顎先挙上法または下顎挙上法を実施する
    - バッグマスクを使った人工呼吸を行う。その際，胸の上がりを確認し，過剰な換気を避けること
- 十分に深く速い圧迫を行うこと，胸郭が完全に元に戻るのを待ってから次の圧迫を行うことを救助者 1 に対して促すよう，救助者 2 に指示する。
- 以下の主要概念を強調する：強く速く押すこと，胸壁が完全に元に戻るまで待ってから次の圧迫を行うこと，人工呼吸を行うときは胸の上がりを確認すること，胸骨圧迫の中断を最小限に抑えること（中断が 10 秒未満になるようにする）。

 ## セグメント練習を繰り返す
受講者の役割を交代して PWW セグメントを繰り返すよう受講者に指示する。

 ## スキルテスト（オプション）
ここで，成人に対する CPR および AED のスキルテストを行ってもよい。ここでスキルテストを行う場合は，「BLS レッスンプラン」の「レッスン 11：スキルテスト」を参照のこと。

レッスン 8
乳児に対する BLS

20 分

- パート 1：乳児に対する BLS
- パート 2：乳児に対する胸骨圧迫（PWW）
- パート 3：乳児に対するバッグマスク（PWW）
- パート 4：乳児に対する 2 人法の CPR（PWW）
- パート 5：乳児および 8 歳未満の小児に対する AED

学習目標

受講者に，このレッスンを修了すると，乳児に対する質の高い CPR を実施できるようになることを伝える。

インストラクターへのヒント

- このレッスンで再生するプロバイダーオプションを選択する（医療機関内または病院搬送前）。
- 受講者はこのレッスンの復習のため，プロバイダーマニュアルの「パート 6：乳児および小児に対する BLS」および「パート 7：乳児および 8 歳未満の小児に対する自動体外式除細動器」を参照することができる。

ビデオを再生する
ビデオではシナリオと，乳児に対する BLS，および乳児に対する胸骨圧迫について取り上げる。

ビデオを一時停止する
- 受講者にマネキンの横に座るよう指示する。
- 受講者に対し，乳児に対する胸骨圧迫を練習すること，30 回の胸骨圧迫を 3 セット行うことを伝える。

ビデオを見ながら練習（PWW）：乳児に対する胸骨圧迫
ビデオを再生する前に，ビデオに沿って胸骨圧迫の手順を実施するよう受講者に指示する。受講者に以下のことを指示する。

- 乳児を固く平らな表面に寝かせる。
- 乳児の胸部中央，乳頭間線のすぐ下，胸骨の下半分に 2 本の指を置く。受講者の判断により，胸郭包み込み両母指圧迫法を使用することもできる。胸骨の先端を圧迫しないこと。
- 胸郭の厚みの少なくとも 1/3（約 4 cm）の深さまで，強く速く押す。1 分あたり 100～120 回のテンポで胸骨圧迫を行う。受講者が十分な深さで圧迫できないときは，片方の手のひらの付け根を使用するよう受講者に指示してもよい。
- 胸骨を圧迫した後，胸郭が完全に元に戻るのを待ってから再び圧迫する。圧迫と圧迫の間に胸部にもたれかからないこと。
- 圧迫の中断を最小限に抑える（中断が 10 秒未満になるようにする）。

ビデオを再生する
ビデオでは乳児用のバッグマスクについて取り上げる。

 ビデオを一時停止する
- 受講者にマネキンの横に座るよう指示する。
- 受講者に対し，乳児用バッグマスクの使用を練習すること，各受講者が2回の人工呼吸を5セット行うことを伝える。

 ビデオを見ながら練習（**PWW**）：乳児用バッグマスク

ビデオを再生する前に，ビデオに沿って乳児用バッグマスクの使用手順を実施するよう受講者に指示する。受講者に以下のことを指示する。

- 傷病者の頭部のすぐ上の位置につく。
- 傷病者の鼻をガイドにして，正しい位置にマスクを当てる。
- ECクランプ法によりマスクを正しい位置に装着しながら，下顎を挙上し，気道が確保された状態を保つ。
  - 頭部後屈－顎先挙上法を実施する。
  - 傷病者の鼻をガイドにして，正しい位置にマスクを当てる。
  - 片方の手の人差し指と親指を「C」の形になるようにしてマスクの端に置き，マスクの縁を顔に押し当てる。
  - 残りの指を使用して顎の角度を上げ（3本の指が「E」の形になる），気道を確保し，マスクに顔を押し当てる。
- 胸が上がることを確認しながら，バッグを押して人工呼吸を行う（1回につき1秒かけて）。酸素供給の有無にかかわらず，人工呼吸は1秒かけて行う。
  - 受講者に対し，人工呼吸を2回行って胸が上がることを確認させる。

 ビデオを再生する
ビデオでは乳児に対する2人法のCPRについて取り上げる。

 ビデオを一時停止する
- 受講者にマネキンの横に座るよう指示する。
- 受講者に対し，乳児に対する2人法のCPR手順でそれぞれの役割を練習することを伝える。救助者1と救助者2の役割を受講者に割り当てる。
- 最初にPWWセグメントを行い，その後でビデオを繰り返して再生し，受講者の役割を交代して練習させる。各受講者が15：2のCPRを3セット行う。

 ビデオを見ながら練習（**PWW**）：乳児に対する**2**人法の**CPR**

ビデオを再生する前に，ビデオに沿って以下の処置を実施するよう受講者に指示する。

救助者 1

救助者 1 に，傷病者の足の横に位置をとり，胸郭包み込み両母指圧迫法で胸骨圧迫の練習をするよう指示する。

- 胸郭の厚みの少なくとも 1/3（約 4 cm）の深さまで圧迫する。
- 圧迫のテンポは 1 分あたり 100〜120 回。
- 胸骨を圧迫した後，胸壁が完全に元に戻るのを待ってから再び圧迫する。圧迫と圧迫の間に胸部にもたれかからないこと。
- 圧迫の中断を最小限に抑える（中断が 10 秒未満になるようにする）。
- 胸骨圧迫と人工呼吸の比率を 15：2 とする。
- 胸骨圧迫の回数を声に出して数える。

救助者 2

救助者 2 に，傷病者の頭部側に位置をとり，気道を確保するよう指示する。受講者は以下のようにする。

- 頭部後屈−顎先挙上法または下顎挙上法を実施する
- バッグマスクを使って人工呼吸を行う。その際，胸の上がりを確認し，過剰な換気を避ける

十分に深く速い圧迫を行うこと，胸壁が完全に元に戻るまで待ってから次の圧迫を行うことを救助者 1 に対して促すよう，救助者 2 に指示する。以下の主要概念を強調する：強く速く押すこと，胸壁が完全に元に戻るまで待ってから次の圧迫を行うこと，人工呼吸を行うときは胸の上がりを確認すること，胸骨圧迫の中断を最小限に抑えること（中断が 10 秒未満になるようにする）。

練習場面を繰り返す

役割を交代して PWW セグメントを繰り返すよう受講者に指示する。

ビデオを再生する

ビデオでは乳児および 8 歳未満（日本では就学児未満）の小児に対する AED の使用について取り上げる。

受講者による練習：高い能力を持つチームのアクティビティ

高い能力を持つチームの追加練習として，受講者は乳児に対するシナリオを用いた「高い能力を持つチームのアクティビティ」を実施できる。以下のシナリオでアクティビティを実施する方法の詳細については，「BLS レッスンプラン」の「レッスン 6：高い能力を持つチーム」を参照のこと。

「あなたがたは，生後 9 カ月の乳児が食後に呼吸困難になったという親からの通報に対し，複数救助者チームの一部として対応します。」

スキルテスト（オプション）

ここで，乳児に対する CPR のスキルテストを行ってもよい。ここでスキルテストを行う場合は，「BLS レッスンプラン」の「レッスン 11：スキルテスト」を参照のこと。「レッスン 9：窒息の解除」には乳児のマネキンが必要となる場合があることに注意すること。

レッスン9
窒息の解除

7分

パート1：成人および小児の窒息
パート2：乳児の窒息（PWW）

学習目標
このレッスンを修了すると，成人，小児，または乳児における異物による気道閉塞を解除する技術を説明できるようになることを受講者に伝える。

インストラクターへのヒント
- このレッスンで再生するプロバイダーオプションを選択する（医療機関内または病院搬送前）。
- 受講者はこのレッスンの復習のため，プロバイダーマニュアルの「パート：成人／小児／乳児に対する窒息の解除」を参照することができる。

ビデオを再生する
ビデオでは，反応がある場合または反応がない場合の成人および小児の窒息の解除について取り上げる。

ディスカッション
受講者に，「成人および小児の窒息の解除についてなにか質問がありますか？」と質問する。ディスカッションを円滑にするため，必要に応じて以下のような問いかけをする。
- 重度の気道閉塞の徴候はどんなものですか？
- 重度の気道閉塞を起こした人を救助するにはどんな対応をとるべきですか？
- 重度の気道閉塞を起こした人が妊娠していたり，肥満であったり，立つことができない場合は，どのような方法で救助しますか？
- 傷病者の反応がなくなった場合は何をすべきですか？

ビデオを再生する
ビデオでは，反応がある場合または反応がない場合の乳児の窒息の解除について取り上げる。

ビデオを一時停止する
- ビデオの指示に従って位置につくよう受講者に指示する。
- 受講者に対し，反応のある乳児の窒息を解除する練習を行うこと，背部叩打法5回と胸部突き上げ法5回を1セット行うことを伝える。

ビデオを見ながら練習（PWW）：反応がある乳児に対する窒息の解除
ビデオを再生する前に，ビデオに沿って反応がある乳児に対する窒息を解除する手順を実施するよう受講者に指示する。受講者に以下のことを指示する。

- 乳児を膝にのせてひざまずくか座る。
- 乳児の衣服（上半身）を脱がせる（容易に脱がせることができる場合）。
- 乳児の顔を下に向けて抱き，胸部を救助者の前腕にのせ，頭部は胸部よりやや下げる。乳児の頭部と下顎を手で支える。乳児の喉の軟組織を圧迫しないようにする。前腕を膝または大腿部の上に置き，乳児を支える。
- 手のひらの付け根で，乳児の肩甲骨の間の位置で背部叩打法を最大5回行う。異物を除去するため，毎回十分な強さで叩打する。
- 背部叩打法を最大5回行った後，空いている方の手を乳児の背中に置き，手のひらで乳児の後頭部を支える。一方の手のひらで乳児の顔と下顎を支え，もう一方の手のひらで後頭部を支えながら，救助者の両方の前腕ではさむようにして乳児をそっと抱える。
- 慎重に乳児の頭部と頸部を支えながら，そのままひっくり返す。大腿部にのせた前腕で，乳児を仰向けの状態で支える。乳児の頭部は体幹よりも低い位置に保つ。
- 胸骨の下半分の中央の位置（CPRにおける胸骨圧迫と同じ位置）で，下に向かって胸部突き上げ法を最大5回行う。胸部突き上げ法は，1秒あたり約1回のテンポで，異物を除去するために毎回十分な力を込めて行う。
- 異物が除去されるまで，または乳児が反応を示さなくなるまで，背部叩打法と胸部突き上げ法をそれぞれ最大5回行う手順を繰り返す。
  - 乳児が反応を示さなくなった場合は，救急対応システムに出動を要請する。CPRを開始し，気道を確保するたびに，喉の奥にある異物を探す。

ビデオを停止する

コースのまとめをするため，受講者に元の席に戻るよう指示する。

レッスン 10
まとめ

5 分

インストラクターへのヒント

- コースで行った内容のまとめをする際は，受講者主体にディスカッションを実施させる。1，2 名の受講者に，コースで気づいたことや学んだことを尋ねる。
- 継続的にスキルの練習を行うことの重要性を受講者に説明する。プロバイダーが標準の蘇生コースを受講した場合，オンライン講習にせよ対面講習にせよ，受講者のスキルは時間が経つに従って低下することがエビデンスで示されている。受講後のトレーニングに必要な AHA のリソースなど，学習をさらに深めるための具体的な方法について，受講者に適切な説明を与える。

ディスカッション

以下を行ってコースのまとめとする。

- 受講していただいたことへのお礼を受講者に述べる。
- コースで習得した内容をまとめる。「パート 3：コースの指導」の「BLS コースの概要」を参照のこと。
- 試験の前に質問がないか受講者に尋ねる。
- 受講者にコース評価用紙に記入してもらう。
- 記入されたすべての用紙を回収する。

レッスン 11
スキルテスト

40 分

オプション：成人に対する CPR および AED のスキルテストを「BLS レッスンプラン」の「レッスン 7：小児に対する BLS」の最後に，また乳児に対する CPR のスキルテストを「レッスン 8：乳児に対する BLS」の最後に行ってもよい。

パート 1：成人に対する CPR および AED のスキルテスト

パート 2：乳児に対する CPR のスキルテスト

インストラクターへのヒント

- スキルテストを行う際は，講習の前にスキルテストチェックリストを確認し，準備を整えておく。全手順について受講者を正しくテストできるよう，すべての教材を準備しておく。
- スキルテストの前に，受講者にスキルテストチェックリストを確認させておく。

ディスカッション

成人に対する CPR および AED のスキルテストの前に，試験に関する以下の文章を各受講者に対して読み上げる（全受講者に対して一度に読み上げてもかまわない）。

「このテストは，実際の状況を想定したものです。傷病者を救命するために必要であると考えられる処置を行ってください。自分が行う行動は自分自身で判断する必要があります。例えば，マネキンに対して反応の有無を確認し，反応がない場合は，反応のない人に対する必要な行動を行う必要があります。私はシナリオを読み上げますが，質問には一切答えることはできません。私のことは，みなさんと一緒に到着したもう一人の医療従事者と考え，サポートが必要であれば言ってください。ミスをしたり，何か重要なことをし忘れたりした場合でも，途中で止めないでください。最善を尽くしてミスを修正してください。終了の指示があるまで，実際の緊急事態と同じように対処を続けてください。開始する前に，何か質問はありますか？」

スキルテスト

- 成人に対する BLS スキルテストの具体的な内容については，「パート 4：成人に対する CPR および AED スキルテストチェックリスト」を参照のこと。重要なスキルの説明に従って受講者が習熟度を実証したら，各スキルにチェックマークを付ける。
- スキルテスト開始後に受講者から BLS スキルまたは手順に関する質問を受けても，回答してはならない。代わりに，「最善であると考えられることをしてください」と伝える。受講者からマネキンの処置に関する質問を受けたら，「自分自身でマネキンを確認し，救命に必要であると考えられることをしてください」と伝える。受講者が自信なさそうに見えたら，自分でマネキンを評価して必要な処置を行うよう繰り返し伝える。

ディスカッション

乳児に対する CPR のスキルテストの前に，以下の文章を受講者に対して読み上げる（全受講者に対して一度に読み上げてもかまわない）。

「このテストは，実際の状況を想定したものです。傷病者を救命するために必要であると考えられる処置を行ってください。自分の行動は自分自身で判断する必要があります。例えば，マネキンに対して反応の有無を確認し，反応がない場合は，反応のない人に対する必要な行動を行う必要があります。私はシナリオを読み上げますが，質問には一切答えることは

できません。私のことは，みなさんと一緒に到着したもう一人の医療従事者と考え，サポートが必要であれば言ってください。ミスをしたり，何か重要なことをし忘れたりした場合でも，途中で止めないでください。最善を尽くしてミスを修正してください。終了の指示があるまで，実際の緊急事態と同じように対処を続けてください。開始する前に，何か質問はありますか？」

スキルテスト

- 乳児に対する BLS スキルテストの具体的な内容については，「パート 4：テスト」の「乳児に対する CPR スキルテストチェックリスト」を参照する。重要なスキルの説明に従って受講者が習熟度を実証したら，各スキルにチェックマークを付ける。

- スキルテスト開始後に受講者から BLS スキルまたは手順に関する質問を受けても，回答してはならない。代わりに，「最善であると考えられることをしてください」と伝える。受講者からマネキンの処置に関する質問を受けたら，「自分自身でマネキンを確認し，救命に必要であると考えられることをしてください」と伝える。受講者が自信なさそうに見えたら，自分でマネキンを評価して必要な処置を行うよう繰り返し伝える。

補習

補習が必要な受講者については，以下の手順に従うとともに，「BLS 更新レッスンプラン」の「レッスン 13：補習」を参照のこと。

- 成人に対する CPR および AED のスキルテスト，また乳児に対する CPR のスキルテストにおいて，受講者がどこでつまずいたかを確認する。

- 必要に応じて，ビデオのセクションを再生するかスキルを練習してもらい，確実に習得させる。

- 必要に応じて，スキルを再度テストする。

- 一部の受講者は，スキルの習熟度を実証してコース修了カードを受け取るために，追加の練習またはコースの再受講が必要となる場合がある。

レッスン 12
試験

25 分

インストラクターへのヒント

- 試験はオンラインで実施されるが，ときには紙での試験が必要とされる場合もある。試験の実施に関する詳細についてはインストラクターネットワークを参照のこと。
- コース終了時のスキルテストの後に，試験を受ける必要がある。
- 特に受講者が多い場合は，テストおよび補習の際には配置する各インストラクターを増やし，異なる役割を割り振る。これにより補習をより効率的かつ効果的なものにするのに役立つ。また，講習を時間どおりに終えるためにも有効である。
- 試験では，受講者に対し試験を円滑に行える環境を提供する。最大限に集中できる静かな環境とし，記入には十分な時間を与える。

ディスカッション

受講者に以下の指示を与える。

- 筆記試験を受ける受講者に対して：問題用紙には何も書き込まないでください。解答用紙のみに記入してください。
- 試験中は，受講者同士協力することも，話し合うこともできません。
- この試験はオープンリソース形式で行います。試験中はプロバイダーマニュアルやその他の参照可能な資料を自由に使用することができます。

オープンリソース形式の試験に関する詳細については，「パート1：概要」を参照のこと。

試験

- 筆記試験を受ける受講者に対して：解答用紙と問題用紙を配布する。
- 受講者が記入を終えたら，問題用紙と解答用紙を回収し，採点を開始する。
- 得点にかかわらず，すべての受講者に試験結果を返却し，見直しと質問をする機会を与えること。

補習

補習が必要な受講者については，「BLS 更新レッスンプラン」の「レッスン 13：補習」を参照のこと。

レッスン 13
補習

15 分

パート 1：スキルテストの補習
パート 2：試験の補習

インストラクターへのヒント

- 受講者がコース中にスキルテストに合格できなかった場合は，正式な補習レッスンを実施する。
- 受講者の補習および再テストの詳細については、「レッスン 1：一般的な概念］を参照のこと。
- インストラクターは，受講者がコースのどのセクションを正しく完了できていないのかを判断する必要がある。

ビデオを再生する：スキルテストの補習

- 必要に応じてビデオの説明や PWW セクションをもう一度再生して学習内容を確実に習得させ，受講者に追加練習の機会を与える。
- 受講者が十分と感じ，スキルテストに進む準備ができるまで練習を繰り返す。
  - 一部の受講者は，スキルの習熟度を実証してコース修了カードを受け取るために，追加の練習またはコースの再受講が必要となる場合がある。
- スキルテストチェックリストのすべてのボックスに完了を示すチェックマークが付いていない場合は，正式な補習を行う。

スキルテスト

- 必要に応じて，スキルテストチェックリストを用いて BLS スキルの再テストを実施する。スキルテストの実施に関するその他の指示については，「BLS レッスンプラン」のレッスン 11 を参照のこと。

筆記試験

筆記試験で正答率が 84 ％未満の受講者は直ちに補習を受け，再試験を受ける必要がある。

- 2 回目の試験を実施するか，誤答した各問題の口頭試験を行い，誤答した問題を受講者が正しく理解したと示されれば合格とする。
- 不合格となった問題用紙は，再試験の準備に向けた学習のため受講者に渡す。
- 十分な補習を受けた受講者は，正しい解答と内容の理解において改善を示す必要がある。
- コース終了時または補習後に受講者全員からすべての問題用紙と解答用紙を回収する。

コース後
コースの直後

各コースの終了後
- コースで使用したすべての書類を回収して整理し，不備がないかを点検する
- 部屋を片づける（原状復帰）
- 器材を清掃して保管する
- トレーニングセンターのコースレポートフォームに記入する
- コース評価のコメントを読んで検討する
- 支援スタッフとデブリーフィングを実施する
- トレーニングセンターの定めた方法に従ってeカードを発行する。不明な点がある場合は，トレーニングセンターのコーディネーターに確認する

注意事項：コース修了カードは，講習修了後20営業日以内に受講者が受け取れるようにするため，講習後はできるだけ早くトレーニングセンターに書類を提出すること。

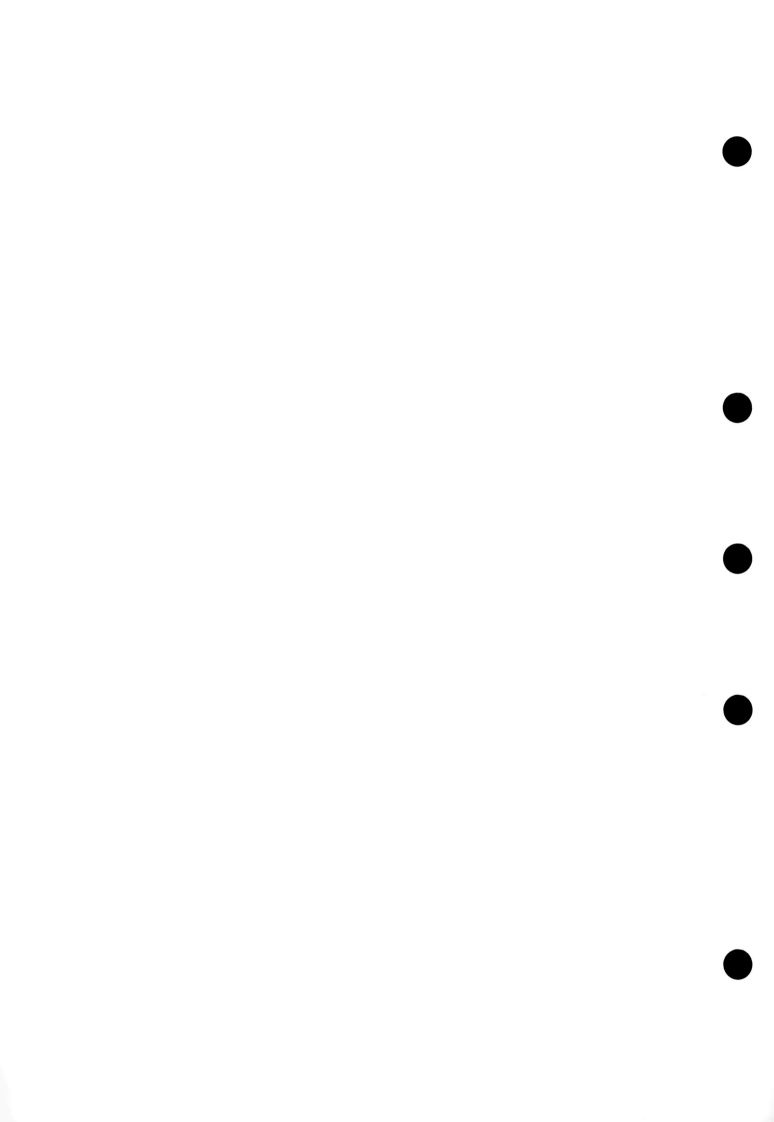

パート 6

HeartCode® BLS レッスンプラン

受講前の準備

インストラクターへのヒント

- BLS インストラクターとして各自の役割を果たせるよう準備すること。すべてのコース教材に目を通し，コース中に生じる可能性がある質問や課題について想定しておく。それぞれの受講者の総合的な成功を実現するためには，こうした準備に時間をかけることが重要である。
- ブレンデッドラーニングコースを指導するための準備に関する具体的な指示については，「パート 2：コースの準備」を参照のこと。レッスンプランの使用に関する詳細な指示については「パート 3：コースの指導」を参照のこと。

講習開始の 30～60 日前

- 以下のようなコースの詳細を確認する。
  - 受講者の職業（医療機関内の医療従事者か病院搬送前の医療従事者か）と，コースで教わったスキルの使用方法
  - 受講者数
  - コースで必要とされる特別な器材
- コースに必要な器材を手配する。器材リストについては，「パート 2：コースの準備」を参照のこと。
- BLS コースの要件を満たす部屋を予約する。詳細については，「パート 2：コースの準備」を参照のこと。
- クラスの規模によって，必要に応じてインストラクターを追加手配する。

講習開始の 3 週間前まで

- HeartCode BLS に参加する受講者に対してコース前の事前案内を送付する。これにはオンライン講習用のコースキー，コースの日程，および受講者用教材が含まれる。
- 必要に応じて，手配した追加インストラクターに確認を取る。
- 地域のプロトコールを調査し，講習に出席する受講者にも事前にそれらを確認しておくように促す。これは，コース中の受講者からの質問に回答する際に役立つ。詳細および例については，「HeartCode BLS レッスンプラン」のオプションの「レッスン 5A：地域のプロトコールについてのディスカッション」を参照のこと。

講習前日

- 部屋の予約を確認し，必要な器材がすべて揃っていることを確認する。
- 部屋の準備を行い，すべての装置と器材が機能することを確認する。前日に部屋に入れない場合は，講習当日にこの準備を行ってもよい。
- 建物内にある最も近いAEDの場所および救急通報番号を確認する。
- 追加のインストラクターがいる場合はコース日程に従って，すべての役割と責任を分担し，効率性と時間設定について確認する。
- コースのすべての必要書類が整っていることを確認する。
- 高い能力を持つチームのアクティビティでFull Code Proアプリを使用する場合は，iOSスマートフォンまたはタブレットにダウンロードする。講習前にアプリの機能をきちんと使えるようにしておく。

講習当日

以下の準備ができるように，時間に余裕を持ってコース会場に到着する。

- すべての器材が正常に機能しており，メーカーの指示に従って清掃されていることを確認する。
- 受講者が到着する前に，ビデオの再生準備をしておく。
- 必要な用品について受講者に明確な指示を出し，用品を受講者に配布するか，受講者が到着時に各自で集められるよう並べておく。
- 到着した受講者を出迎えてリラックスしてもらい，教室と席を案内する。
- 受講者が到着したら，登録情報を確認し，受講者名簿（Course Roster）を完成させる。
- HeartCode BLSのオンライン講習について各受講者の修了証を回収する。

レッスン1
コースの紹介

5分

● **インストラクターへのヒント**

- このコースは速いペースで進められること，ビデオを見てスキルを練習する時間が与えられることを受講者に伝えておく。
- 学習目標およびBLSコースの内容をよく理解しておく。伝えたいこと，それが重要な理由，およびその結果として期待されることを認識しておくことが不可欠である。
- 受講者に対するプレブリーフィングを実施する。この講習が安全に学習できる場所であること，またうまくできないことも想定されており，学習プロセスの一部であることを説明する。受講者はスキルを繰り返し練習することができ，インストラクターからパフォーマンス改善のためのフィードバックを受けることができる。コースを修了するには，重要な蘇生スキルの習熟を実証しなければならないことを受講者に周知する。
- 可能であれば，受講者が現実に遭遇する状況に合わせて，学習内容を調整する。受講者の性格，置かれている状況，それぞれが入手可能な資機材や人的資源を考慮に入れる。シナリオ，チーム構成，および役割が現実に沿ったものとなるようチームトレーニングを構成する。
- コース中の休憩時間の取り方について考えておく。休憩時間を利用して，親密な関係を築いたり，フィードバックを受けたり，受講者の質問（他者の前では尋ねることがはばかられる質問）に答えたりすることを検討する。

 ディスカッション

- 自己紹介を行い，他にもインストラクターがいる場合は紹介する。
- 受講者にも自己紹介してもらう。
- コースは対話式に進める双方向性であることを説明する。受講者とのディスカッションでは以下のポイントについて触れる（各ポイントの詳細情報についてはインストラクターマニュアルの該当箇所を参照）。
  - インストラクターの役割
  - ビデオベースの学習
    - スキルの練習の前に，コースのオンライン講習の各スキルを確認する
    - ビデオを見ながら練習する
      - ビデオを見ながらの練習に関する詳細情報については，「パート3：コースの指導」を参照のこと。
  - スキルテスト
- 膝や背中の障害など医学上の懸念があるため履修困難が予想される受講者がいたら，インストラクターに申し出るように伝える。特別な支援が必要な受講者の詳細については，「パート1：概要」を参照のこと。
- トイレや非常口などを含め，建物のレイアウトを説明する。
- 最も近いAEDの場所と救急通報番号を受講者に伝える。
- コースの日程について，休憩時間や講習終了時間も含めて説明する。

- 受講者に対し，コースの教室での講習ではオンライン講習の復習と練習を行うことを周知する。HeartCode BLS コースを修了すると，受講者は以下のことができるようになる。
  - 質の高い CPR の重要性および生存に対するその効果を説明できる
  - 救命の連鎖のすべてのステップを説明できる
  - 救命の連鎖における BLS の概念を応用できる
  - CPR が必要な人の徴候を認識できる
  - 成人，小児，および乳児に対して質の高い CPR を実施できる
  - AED の迅速な使用の重要性を説明できる
  - AED の適切な使用を実演できる
  - 感染防護具を使用して効果的な人工呼吸を行うことができる
  - 複数救助者による蘇生におけるチームの重要性を説明できる
  - 複数救助者による CPR 時にチームの効果的な一員として行動できる
  - 成人，小児，または乳児における異物による気道閉塞を解除する技術を説明できる
- コース中に視聴するビデオレッスンの詳細については，「パート 3：コースの指導」の「HeartCode BLS の概要」を参照のこと。
- コースを修了するには以下の条件を満たす必要があることを受講者に周知する。
  - 成人に対する CPR および AED のスキルテストに合格する
  - 乳児に対する CPR のスキルテストに合格する

レッスン2
成人に対するBLS

27分

レッスンの開始時に，受講者をマネキンの脇に座らせる。
パート1：現場の安全確認，評価，および成人に対する胸骨圧迫
パート2：ポケットマスク
パート3：成人に対する1人法のBLS
パート4：バッグマスク
パート5：成人に対する2人法のBLS

学習目標

受講者に，このレッスンを修了すると，以下のことができるようになることを説明する

- 質の高いCPRの重要性および生存に対するその効果を説明できる
- 救命の連鎖におけるBLSの概念を応用できる
- CPRが必要な人の徴候を認識できる
- 成人に対して質の高いCPRを行うことができる
- 感染防護具を使用して効果的な人工呼吸を行うことができる
- 複数救助者によるCPR時にチームの効果的な一員として行動できる

インストラクターへのヒント

- ビデオによる実演：受講者は，最初にビデオでスキルを見てから，ビデオを見ながら練習を行う。
- ビデオを見ながら練習（practice-while-watching，PWW）：受講者はビデオを見た後，ビデオセグメントに沿ってビデオを見ながら練習する。画面にはPWWのアイコンが表示される。
- フィードバック：練習中の受講者にフィードバックするときは，「何をしてはならないか」ではなく，「何をするべきか」に重点を置くようにする。また，常に良い点を指摘できるよう心掛ける。
- PWWセッションの最後には，次のスキルへ進む準備ができているか，それとも練習を繰り返したいかを受講者に尋ねる。
- 受講者が講習で使用する機材の組み立て方法と操作方法を理解しておく。必要に応じて組み立てや操作を手伝えるよう準備しておき，問題が発生した場合は解決にあたる。
- このレッスンで再生するプロバイダーオプションを選択する（医療機関内または病院搬送前）。

ビデオを再生する
ビデオでは以下の内容について取り上げる。

実演：現場の安全確認，評価，および成人に対する胸骨圧迫

- 実演を見るためマネキンの横に座るよう受講者に指示する。
- 受講者に対し，実演を見た後，現場での最初の救助者として，現場の安全性をチェックし，傷病者の状態を評価する練習をすることを伝える。

ビデオを見ながら練習（PWW）：現場の安全確認，評価，および成人に対する胸骨圧迫

「現場の安全確認と評価」

ビデオを再生する前に，ビデオに沿って現場の安全確認と評価を実施するよう受講者に指示する。受講者に以下のことを指示する。

- 救助者および傷病者にとって現場が安全であることを確認する。
- 反応の有無をチェックする。傷病者の肩を軽く叩き，大声で「大丈夫ですか」と尋ねる。
- 傷病者に反応がない場合は，大声で近くの人に助けを求める。
- 傷病者に脈拍があるか，呼吸が正常であるかを評価する。
- 状況に応じた救急対応システムに出動を要請する。
- AED を取ってくる。他に救助者がいる場合は，その人に取りに行ってもらう。

自分の職場において個人用感染防護具がどこにあるかを知っておくことも重要であることを受講者に周知してもよい。

「成人に対する胸骨圧迫」

ビデオを再生する前に，ビデオに沿って成人に対する胸骨圧迫の手順を実施するよう受講者に指示する。受講者に以下のことを指示する。

- 傷病者の脇の位置につく。
- 傷病者の胸部中央（胸骨の下半分）に片方の手のひらの付け根を置く。
- 置いた手の上に，もう一方の手のひらの付け根を置く。
- 腕を真っ直ぐに伸ばし，手の真上に肩がくるようにする。
- 胸骨圧迫を行う。
  - 毎回少なくとも 5 cm の深さで圧迫する。必ず傷病者の胸骨を真っ直ぐに押すようにする。
  - 1 分あたり 100〜120 回のテンポで胸骨を圧迫する。
  - 胸骨を圧迫した後，胸壁が完全に元に戻るのを待ってから再び圧迫する。圧迫と圧迫の間に胸部にもたれかからないこと。
- 胸骨圧迫の中断を最小限に抑える（中断が 10 秒未満になるようにする）。

以下の主要概念を強調する：適切な位置に手を置くこと，強く速く押すこと，胸壁が完全に元に戻るのを待ってから次の圧迫を行うこと，圧迫と圧迫の間の中断時間を最小限に抑えること。

すべてのビデオセグメントについて，すべての受講者が練習セッションを修了するまで何回でも PWW セグメントを繰り返す。講習を通して受講者を観察し，そのパフォーマンスに対して良い点や改善すべき点のフィードバックを与える。

ビデオを再生する

ビデオでは以下の内容について取り上げる。

実演：ポケットマスク

- 実演を見るためマネキンの横に座るよう受講者に指示する。
- 受講者に対し，実演を見た後，ポケットマスクの使用を練習すること，2 回の人工呼吸を 5 セット行うことを伝える。

ビデオを見ながら練習（PWW）：ポケットマスク

ビデオを再生する前に，ビデオに沿ってポケットマスクの使用手順を実施するよう受講者に指示する。受講者に以下のことを指示する。

- 傷病者の脇の位置につく。
- 傷病者の鼻をガイドにして，顔面にポケットマスクを置く。
- 以下のようにして，ポケットマスクを顔に密着させる。
  – 傷病者の頭頂部に近いほうの手の人差し指と親指をマスクの鼻の上の縁に添える。
  – もう一方の手の親指をマスクの顎の上の縁に添える。
- 下端に置いた手の残りの指は下顎の骨部分に沿って当て，下顎を挙上する。頭部後屈－顎先挙上法を行い，気道を確保する。
- 下顎を挙上する際には，マスクの外側の縁を強く完全に押し当て，マスクを顔に密着させる。
- 傷病者の胸部が上がるよう，1 秒かけて息を吹き込む。

マスクを顔にしっかりと押し当てるよう受講者に指示する。胸の上がりを目で確認できることが重要である点を強調する。

ビデオを再生する

ビデオでは以下の内容について取り上げる。

実演：成人に対する 1 人法の BLS

- 実演を見るためマネキンの横に座るよう受講者に指示する。
- 受講者に対し，実演を見た後，成人に対する 1 人法の BLS 手順全体を練習すること，30 回の圧迫を 3 セット行うこと，セットごとに 2 回の人工呼吸を行うことを伝える。

ビデオを見ながら練習（PWW）：成人に対する1人法のBLS

ビデオを再生する前に，ビデオに沿って手順を実施するよう受講者に指示する。受講者は，現場の安全確認および傷病者評価，成人に対する胸骨圧迫，ポケットマスク使用の手順を実施する。手順の詳細については，このレッスンプランの各スキルを参照のこと。質の高いCPRを実施し，圧迫の中断を最小限に抑えるよう受講者を指導する。人工呼吸と圧迫の間の間隔はできるだけ短くする。

 ## ビデオを再生する

ビデオでは以下の内容について取り上げる。

実演：バッグマスク

- 実演を見るためマネキンの横に座るよう受講者に指示する。
- 受講者に対し，実演を見た後，バッグマスクを使って練習すること，2回の人工呼吸を5セット行うことを伝える。

 ## ビデオを見ながら練習（PWW）：バッグマスク

ビデオを再生する前に，ビデオに沿ってバッグマスクの使用手順を実施するよう受講者に指示する。受講者に以下のことを指示する。

- 傷病者の頭部のすぐ上の位置につく。
- 傷病者の鼻をガイドにして，正しい位置にマスクを当てる。
- ECクランプ法によりマスクを正しい位置に装着しながら，下顎を挙上し，気道が確保された状態を保つ。
  - 頭部後屈－顎先挙上法を実施する。
  - 傷病者の鼻をガイドにして，正しい位置にマスクを当てる。
  - 片方の手の人差し指と親指を「C」の形になるようにしてマスクの端に置き，マスクの縁を顔に押し当てる。
  - 残りの指を使用して顎の角度を上げ（3本の指が「E」の形になる），気道を確保し，マスクに顔を押し当てる。
- 胸が上がることを確認しながら，バッグを押して人工呼吸を行う（1回につき1秒間かけて）。酸素供給の有無にかかわらず，人工呼吸は1秒間かけて行う。
  - インストラクター：受講者に対し，人工呼吸を2回行って胸が上がることを確認させる。

 ## ビデオを再生する

ビデオでは以下の内容について取り上げる。

実演：成人に対する2人法のBLS

- 受講者にマネキンの横に座るよう指示する。
- 受講者に対し，成人に対する2人法のCPR手順でそれぞれの役割を練習することを伝える。救助者1と救助者2の役割を受講者に割り当てる。
- 最初のPWWセグメントが終わったら，受講者の役割を交代して，ビデオを繰り返し再生し練習させる。各受講者が30：2の3セットを行う。各受講者が30：2の3セットを行う。

ビデオを見ながら練習（PWW）：成人に対する 2 人法の BLS

ビデオを再生する前に，ビデオに沿って以下の手順を実施するよう受講者に指示する。

救助者 1

救助者 1 に，傷病者の脇に位置をとり胸骨圧迫の練習をするよう指示する。受講者は以下のようにする。

- 胸部を少なくとも 5 cm 圧迫する
- 圧迫のテンポは 1 分あたり 100〜120 回とする
- 胸骨を圧迫した後，胸郭が完全に元に戻るのを待ってから再び圧迫する。圧迫と圧迫の間に胸部にもたれかからないこと
- 圧迫の中断を最小限に抑える（中断が 10 秒未満になるようにする）
- 胸骨圧迫と人工呼吸の比率を 30：2 にする
- 胸骨圧迫の回数を声に出して数える

救助者 2

救助者 2 に，傷病者の頭部側に位置をとり，気道を確保するよう指示する。受講者は以下のようにする。

- 頭部後屈－顎先挙上法または下顎挙上法を実施する
- バッグマスクを使った人工呼吸を行う。その際，胸の上がりを確認し，過剰な換気を避けること

十分に深く速い圧迫を行うこと，胸郭が完全に元に戻るのを待ってから次の圧迫を行うことを救助者 1 に対して促すよう，救助者 2 に指示する。

受講者を観察し，そのパフォーマンスに対して良い点や改善すべき点のフィードバックを与える。

 ## セグメント練習を繰り返す

受講者の役割を交代して PWW セグメントを繰り返すよう受講者に指示する。

レッスン3
成人，小児，乳児に対するAED　　　　　10分

パート1：AEDの復習
パート2：AED（受講者の練習）

学習目標
受講者に，このレッスンを修了すると，以下のことができるようになることを説明する
- AEDの迅速な使用の重要性を説明できる
- AEDの適切な使用を実演できる

ディスカッション：AEDの復習
受講者にAEDトレーナーを見せ，以下を行う
- 成人，小児，および乳児に対するAEDの使用方法について説明する
- AEDトレーナーの使用方法を説明し，トレーニング用AEDでは実際の電気ショックは流れないことを受講者に周知する
- AEDの音声メッセージに従うことを強調する
- AEDトレーナーを手元に用意して，練習の準備をするように受講者に伝える
- これからAEDを使った練習を始めることを受講者に伝える

受講者による練習：AED
AEDの使用方法について以下の手順に従うよう指示する。まず最初にインストラクターがAEDトレーナーを使って手順を示した後に，受講者に練習させる。

受講者への指示

1. AEDのキャリーケースや蓋を開ける。必要に応じてAEDの電源を入れる。
   - 蓋やケースを開けると自動的に電源が入る製品もある。
   - AEDの指示に従って以降の手順を実施する。
2. 傷病者の胸をはだけてAEDパッドを貼る。
   - 8歳以上（日本では就学児以上）の傷病者には，小児用パッドや小児用システムではなく，成人用パッドを選択する。
   - AEDパッド粘着面のシールをはがす。
   - 傷病者の胸をはだけて粘着性のAEDパッドを貼る。AEDパッド1枚をマネキンの胸の右上（鎖骨のすぐ下）に貼る。別のAEDパッドを左腋窩から7～8cm下，乳頭の左側部に貼る。
   - 接続ケーブルをAEDボックスに接続する（あらかじめ接続されている製品もある）。
3. マネキンから離れて，心拍リズムを解析させる。
   - AEDから音声メッセージが出たら，解析中は傷病者から離れる。人工呼吸を担当している救助者も含め，誰も傷病者に触れないようにする。
   - 心リズムの解析準備ができたらボタンを押すように知らせる製品もあれば，自動的に解析を開始する製品もある。解析に要する時間は数秒である。
   - 解析が終わると，ショックが必要かどうかをAEDが知らせてくれる。

4. ショックが必要な場合には，傷病者から離れるよう AED から音声メッセージで指示がある。
   - 傷病者から離れてからショックを施行する：誰も傷病者に触れないようにする。
   - 「みなさん離れてください」または単に「離れて」などと大声で指示し，全員が傷病者から離れるようにする。
   - 誰も傷病者に接触していないことを確認する。
   - ショックボタンを押す。
5. ショックが加わると傷病者の筋肉が瞬間的に収縮する。
6. AED から「電気ショックは不要」との指示が出た場合，または電気ショックが実施された後は，直ちに胸骨圧迫から CPR を再開する。

受講者による練習（オプション）：AED を用いた成人に対する 2 人法の BLS

- PWW セグメントで成人に対する 2 人法の CPR 手順を受講者に行わせた後，成人に対する CPR 手順全体に AED を取り込むよう受講者に指示する。
  - 成人に対する 2 人法の CPR 手順における AED の使用法については，成人に対する CPR および AED スキルテストチェックリストの手順に従う。
- 受講者を観察し，良い点や改善すべき点のフィードバックを与える。この際，以下を強調して話す
  - AED の到着と迅速な使用
  - AED パッドの正しい装着位置
  - AED の指示に従う
- 全受講者が練習セッションを修了するようにすること。

レッスン 4
特別な留意事項：補助呼吸

3 分

インストラクターへのヒント

- このレッスンで再生するプロバイダーオプションを選択する（医療機関内または病院搬送前）。

ビデオを再生する
ビデオでは以下の内容について取り上げる。

実演：補助呼吸（成人）

- 実演を見るためマネキンの横に座るよう受講者に指示する。
- 実演を見た後，マネキンを使って補助呼吸を練習することを受講者に伝える。
- 成人マネキンの代わりに乳児マネキンを使用して補助呼吸の練習をするよう受講者に指示してもよい。このオプションを選択した場合は，「PWW：補助呼吸（成人）」ではなく，「受講者による練習：補助呼吸（小児および乳児）」に進むこと。

ビデオを見ながら練習（PWW）：補助呼吸（成人）
ビデオを再生する前に，ビデオに沿って成人に対する補助呼吸の手順を実施するよう受講者に指示する。

- 6 秒ごとに 1 回の補助呼吸を行う。
- 1 回の補助呼吸に 1 秒間かけ，補助呼吸を行うたびに必ず胸の上がりを目で確認する。
- 約 2 分ごとに脈拍をチェックする。

PWW セグメントは，すべての受講者が練習セッションを修了するまで何回でも繰り返す。受講者を観察し，そのパフォーマンスに対して良い点や改善すべき点のフィードバックを与える。

受講者による練習：補助呼吸（小児および乳児向け）
乳児および小児に対する補助呼吸について，受講者に以下の手順を説明し，練習するよう指示する。

- 2～3 秒ごとに 1 回（1 分あたり 20～30 回）の補助呼吸を行う。
- 1 回の補助呼吸に 1 秒間かける。
- 補助呼吸を行うたびに胸の上がりを確認する。
- 約 2 分ごとに脈拍をチェックする。

練習セグメントは，すべての受講者が練習セッションを修了するまで何回でも繰り返す。受講者を観察し，そのパフォーマンスに対して良い点や改善すべき点のフィードバックを与える。

レッスン5
高い能力を持つチームのアクティビティ（オプション） 17分

> **学習目標**
> このレッスンを修了すると，複数救助者による蘇生処置時のチームの重要性を説明できるようになることを受講者に伝える。

インストラクターへのヒント

- 受講者のディスカッションへの積極的な参加を促すため，自由回答形式の質問を投げかけ，受講者独自の考え方を引き出す。これは受講者の参加を促進するのに役立つ。
- 質問に回答するときは，受講者としっかり目を合わせて意思疎通を図る。その後，受講者全体に対して目を配りつつ，時折質問をした受講者に再度注意を向ける。
- このレッスンのチームダイナミクスに関するパートでは，各自が果たすべき役割など，効果的なチームダイナミクスの要素に焦点を当てている。このレッスンの高い能力を持つチームに関する部分では，高いCCFなど，具体的な能力指標に到達するために必要なスキルに焦点を当てている。
- CCFは，CPR中に救助者が胸骨圧縮を行う時間の割合を示す。胸骨圧迫の中断時間が短いほど，良好な予後につながりやすい。CCFが60％以上であれば，自己心拍再開，電気ショックの成功，および生存退院の可能性が高まる。チームワークが良好な場合，救助者は80％のCCFを達成できることもある。10分のシナリオで，80％のCCFを達成するには，胸骨圧迫の合計時間を約8分とする必要がある。
- 蘇生チームにおけるBLSプロバイダーの担当は，本コース中でトレーニングを受けた範囲内に限定されることを説明する。ただし，効果的なチームメンバーになるためには，チームのすべての役割を理解しておくことが重要である。
- このレッスンで再生するプロバイダーオプションを選択する（医療機関内または病院搬送前）。
- 受講者はこのレッスンの復習のため，プロバイダーマニュアルの「パート5：チームダイナミクス」を参照することができる。

 ## ビデオを再生する：高い能力を持つチームのアクティビティ
ビデオでは高い能力を持つチームのアクティビティについて取り上げる。

インストラクターへのヒント

- アクティビティ中は，複数の救助者のパフォーマンスを同時に観察する。改善の余地があるチームパフォーマンスについてはメモをとり，デブリーフィングにおけるディスカッションのトピックとして取り上げる。10分間のシナリオを提示し，その後に5分間のデブリーフィングを行う。
- 受講者が実践している間，インストラクターはCCFを測定する。

CCFの計測方法

オプション1：2個のストップウォッチを使う。

1. 1つ目のストップウォッチはチームにシナリオを伝えた直後にスタートさせる。処置を停止する目安として，10分後の目標時点まで継続して計測する（合計蘇生時間）。これはケース終了のリマインダーにもなる。

2. 2つ目のストップウォッチを使用して，シナリオ中の合計圧迫時間を計測する。圧迫担当者が胸骨圧迫を開始するたびにストップウォッチをスタートさせる。圧迫担当者が胸骨圧迫を停止したとき，または胸骨圧迫が中断されたときは，ストップウォッチを停止する。これを，シナリオ全体を通じ圧迫の各セットについて行う。シナリオの進行中はストップウォッチをリセットせず，追加して計測を続行させる。これにより，シナリオ中に胸骨圧迫が行われた合計時間を把握することができる。
3. 2つ目のストップウォッチの時間を秒単位に換算する（例えば8分＝480秒）。
4. 合計圧迫時間の秒数を合計蘇生時間の秒数（10分＝600秒）で割る。
5. これでCCFが得られる。例えば，2つ目のストップウォッチでの計測時間が520秒なら，600（合計蘇生時間）で割ると520/600＝0.8667となる。次に小数点以下2桁未満を四捨五入し，%に変換すると87%となる。

オプション2：AHAのFull Code Proアプリを使用する。 このアプリは，救助者がCPR中の重要な介入を記録するために簡単に使用できる無料の携帯アプリである。Full Code Proアプリは実際の蘇生処置中にも実習シナリオにおいても使用することができる。iOS機器にアプリをダウンロードするには，**https://itunes.apple.com/us/app/full-code-pro/id589451064?mt=8** にアクセスする。Full Code Proのチュートリアルビデオを AHA インストラクターネットワークで視聴することができる。

オプション3：蘇生データを記録するマネキンを使用する。

ビデオを一時停止する

- シナリオに合わせて受講者をグループに分け，チームの役割を割り当てる。インストラクターによりシナリオが読み上げられた後，受講者は「高い能力を持つチームの10分間のアクティビティ」を開始することを説明する。インストラクターは，質の高いCPRが行われているか，効率の高いチームの原則が実践されているかを確認し，蘇生処置を評価する。胸骨圧迫の中断を最小限に抑えることが予後の改善につながるため，CCFを計測することを受講者に手短かに周知する。
- CPR中に圧迫担当者が胸骨圧迫を開始したら，すぐにCCFの計測を開始する。

受講者による練習

各チームに対して以下のシナリオを読み上げる。

- 「あなた方は，突然倒れた65歳の女性に関する通報を受け，複数救助者チームの一部として対応します。あなた方のチームはこの出来事が起きた後すぐに到着し，胸骨圧迫のみのCPRがバイスタンダーにより行われていることに気づきました。」
- アクティビティ全体を通じてチームワークを保って動くよう受講者を指導する。質の高いCPR指導を行うため，AED使用時の圧迫の中断を最小限にすることも含め，CPRパフォーマンスを確認する。必要に応じて集中的な練習を実施させる。
- 2分間の胸骨圧迫のうち，後半部分における圧迫担当者のパフォーマンスに特に注意する。適切なテンポと深さで質の高い胸骨圧迫が行われているかを確認する。胸骨を圧迫した後，胸郭が完全に元に戻るのを待ってから再び圧迫すること，圧迫と圧迫の間に胸部にもたれかからないようにすることを圧迫担当者に周知する。

ディスカッション：高い能力を持つチームのアクティビティのデブリーフィング

- シナリオの最後には，チームメンバーに対して，うまくいったと思う点，改善の余地があると思う点を尋ねてデブリーフィングする。
  - CCF の結果を発表し，改善の方法について議論する。
  - チームが質の高い CPR を維持できたかどうか話し合う。
  - チームが主体となって会話を進められるようにする。議論を促すため，自由回答形式の質問をする。
- クローズドループコミュニケーションの原則に基づき，コミュニケーションの改善について指導する。
  - チームリーダーがチームメンバーに対しメッセージ，指示，または役割を与える。
  - チームメンバーは，明確な返答とアイコンタクトにより，リーダーから指示された内容を確認する。
  - チームリーダーは次の指示を出す前に，チームメンバーにいま行っている現作業の実行状況を報告させ，確認する。

スキルテスト（オプション）

ここで，成人に対する CPR および AED のスキルテストを行ってもよい。ここでスキルテストを行う場合は，「HeartCode BLS レッスンプラン」の「レッスン 10：スキルテスト」を参照のこと。「レッスン 6：小児に対する 2 人法の CPR」用に成人マネキンが必要になることがある。

レッスン 5A
地域のプロトコールについてのディスカッション（オプション）

20 分

インストラクターへのヒント

- 同じ国内においても各 EMS システムは，現地のニーズ，実施の優先度，および医療指示に基づいて処置プロトコールを作成している。これらは確立されている国内標準プロトコールとは異なる場合があるため，プロバイダーの行動に対する本コースの指示と，それぞれの地域のプロトコールとが一致していない可能性がある。AHA はそれぞれの地域で確立されたプロトコールとの対立を望むものではない。
- 地域のプロトコールについてのディスカッションを誘導する際は，地域のプロトコールの内容を確認しておくこと。インストラクターが地域の EMS システムのメンバーである場合は，すでに地域のプロトコールを認識しているはずであるが，そうでない場合は，有意義なディスカッションができるようにコースの前に地域のプロトコールを学習しておくこと。

AHA は特定のプロトコールまたは戦略を推奨していないが，関連性が高く広範に適用可能なエビデンスベースのガイドラインを発行している。これらのガイドラインは救急医療の専門家により，厳格で科学的なプロセスによって作成されている。地域のプロトコールについてのディスカッションは，受講者がそれぞれの地域のプロトコールにおける，AHA スキルを明確に説明し，練習をする良い機会となる。

ディスカッション

受講者に高い能力を持つチームおよび地域のプロトコールについてのディスカッションをさせる。以下のような質問をしてディスカッションを誘導する。

- 自身のシステムは現在，蘇生のための高い能力を持つチームのアプローチを使用しているか？
- 自身の地域のプロトコールに，高度なチームワークをどのように取り入れられるか？
- 自身のプロトコールに，高度なチームワークを取り入れる際に，考えられる課題は何か？
- 場所，患者，または器材の点で，高度なチームワークに対して考えられる課題は何か？
- 地域のプロトコールは AHA の BLS ヘルスケアプロバイダー向けの成人の心停止アルゴリズムと比較してどのように異なるか？

地域のプロトコールとコースでの学習内容とのよくある相違点の例を以下に示す。以下のセクションは，受講者がこれらの例について質問した場合にのみ使用する。

胸骨圧迫について地域のプロトコールとコースの内容が違った場合の回答：

コースでは，質の高い胸骨圧迫を 30 回行い，その後 2 回の人工呼吸を行うことを学習しました。これは皆さんの地域のプロトコールとは違うかもしれません。地域のプロトコールでは，胸骨圧迫を連続して 90 秒間または 200 回行ってから人工呼吸を行う，などとなっているかもしれません。

- 地域のプロトコールに従ってください。
- このレッスンの重要なポイントは，100〜120/分のテンポで，少なくとも 5 cm の深さで圧迫し，圧迫を行うたびに胸壁を完全に元に戻すということです。
- また，圧迫の中断を最小限に抑えるため，次の圧迫担当者は直ちに役割を交代する準備をしておく必要があります。

研究から，100～120/分のテンポで，かつ CCF が 80 ％以上の胸骨圧迫を受けた患者は，生存の確率がきわめて高いことが確認されています。

AED の使用方法について地域のプロトコールとコースの内容が違った場合の回答：

このコースでは，到着直後に AED を使用することを学びました。これは皆さんの地域のプロトコールとは違うかもしれません。地域のプロトコールでは，胸骨圧迫を 200 回行ってから（または CPR を 2 分間行ってから）初めて AED を使用することができる，などとなっているかもしれません。

- 地域のプロトコールに従ってください。
- AED の解析ができる時点まで質の高い胸骨圧迫を続けてください。
- 電気ショックが実施された後，または AED から「電気ショック不要」との指示が出た場合は，直ちに胸骨圧迫を開始してください。
- 除細動までの時間が長くなるほど生存の可能性は低くなるということを常に覚えておいてください。

質の高い CPR と迅速な除細動を行ったとき，心停止患者の生存の可能性が最大に高まることが確認されています。

役割分担について地域のプロトコールとコースの内容が違った場合の回答：

このコースでは，病院搬送前のプロバイダーが果たすさまざまな役割（圧迫担当者，時間管理／記録係など）について学習しました。これは皆さんの勤務先のプロトコールとは違うかもしれません。勤務先のプロトコールでは，消防士，救急救命士，または他のチームの役割に基づいて役割分担しているかもしれません。

- 地域のプロトコールに従ってください。
- 実際の現場では，可能性のある分担を前もって知っておくことで，混乱を避けることができます。
- すべての役割と責任を明確にし，胸骨圧迫の中断を最小限に抑え，チームワークを円滑にして効率的な救助を行ってください。
- 実際に起こりうる状況のとおりに練習することが，高い能力を持つチームにとって重要です。
- 蘇生処置の監督，取り組みに対する効果の評価，蘇生のパフォーマンスが十分でなかったときの変更を行うチームリーダーを任命してください。
- 将来のパフォーマンスを改善するため，各コースのシナリオおよび実際の各蘇生処置の後にデブリーフィングを実施してください。

バッグマスクの使用方法について地域のプロトコールとコースの内容が違った場合の回答：

このコースでは，バッグマスクを使った換気について学習しました。皆さんの地域のプロトコールでは，胸骨圧迫のみ行う，200 回の胸骨圧迫の後人工呼吸を行う，声門上気道デバイスを装着できるまでの短時間（できるだけ速やかに）フェイスマスクとバッグマスクを使用する，などとなっているかもしれません。

- 地域のプロトコールに従ってください。
- 人工呼吸 1 回ごとに胸が上がる程度の人工呼吸を行います（過剰な人工呼吸は，胸部への静脈血の戻りが妨げられるおそれがあります）。
- 高度な気道確保器具を使用した CPR における人工呼吸では，1 分あたりの人工呼吸を 10 回とします（過剰な換気により胸腔内圧が上昇し，静脈還流が阻止され，脳への血流が低下するおそれがあります）。
- 高度な気道確保器具や声門上気道デバイスの装着に時間がかかり，胸骨圧迫が中断されないようにしてください。

レッスン 6
小児に対する 2 人法の CPR

7 分

学習目標

受講者に，このレッスンを修了すると，小児に対する質の高い CPR を実施できるようになることを伝える。

インストラクターへのヒント

- 必要な場合は自分の携帯電話を使用して救急対応システムに出動を要請するよう，受講者に周知する。
- 小児に対する CPR の練習に成人用のマネキンを使用している場合は，受講者に対し，成人のマネキンは片手で圧迫することが難しいため，CPR 実施中に両手を使う必要があるかもしれないことを知らせる。
- 小児に対する CPR で用いる手法は，小児の身体の大きさと圧迫担当者の身体能力（圧迫する力など）により異なることを，受講者に周知する。
- このレッスンで再生するプロバイダーオプションを選択する（医療機関内または病院搬送前）。

ビデオを再生する

ビデオでは以下の内容について取り上げる。

実演：小児に対する 2 人法の CPR

- 実演を見るためマネキンの横に座るよう受講者に指示する。
- 受講者に対し，実演を見た後，小児に対する 2 人法の CPR の手順でそれぞれの役割を練習することを伝える。救助者 1 と救助者 2 の役割をそれぞれに割り当てる。

ビデオを見ながら練習（PWW）：小児に対する 2 人法の CPR

ビデオを再生する前に，ビデオに沿って以下の手順を実施するよう受講者に指示する。

救助者 1

- 救助者 1 に，傷病者の脇に位置をとり胸骨圧迫の練習をするよう指示する。受講者は以下のようにする。
    - 胸郭の厚みの少なくとも 1/3（約 5 cm）の深さまで圧迫する
    - 圧迫のテンポは 1 分あたり 100～120 回とする
    - 胸骨を圧迫した後，胸郭が完全に元に戻るのを待ってから再び圧迫する。圧迫と圧迫の間に胸部にもたれかからないこと
    - 胸骨圧迫の中断を最小限に抑える（中断が 10 秒未満になるようにする）。
    - 胸骨圧迫と人工呼吸の比率を 15：2 にする
    - 胸骨圧迫の回数を声に出して数える

救助者 2

- 救助者 2 に，傷病者の頭部側に位置をとり，気道を確保するよう指示する。受講者は以下のようにする。
    - 頭部後屈－顎先挙上法または下顎挙上法を実施する
    - バッグマスクを使った人工呼吸を行う。その際，胸の上がりを確認し，過剰な換気を避けること
- 十分に深く速い圧迫を行うこと，胸郭が完全に元に戻るのを待ってから次の圧迫を行うことを救助者 1 に対して促すよう，救助者 2 に指示する。
- 以下の主要概念を強調する：強く速く押すこと，胸壁が完全に元に戻るまで待ってから次の圧迫を行うこと，人工呼吸を行うときは胸の上がりを確認すること，胸骨圧迫の中断を最小限に抑えること（中断が 10 秒未満になるようにする）。

セグメント練習を繰り返す

- 受講者の役割を交代して PWW セグメントを繰り返すよう受講者に指示する。
- PWW セグメントは，すべての受講者が練習セッションを修了するまで何回でも繰り返す。各受講者が 15：2 の CPR を 3 セット行う。

レッスン 7
乳児に対する BLS

15 分

パート 1：乳児に対する胸骨圧迫
パート 2：乳児用バッグマスク
パート 3：乳児に対する 2 人法の CPR

学習目標
受講者に，このレッスンを修了すると，乳児に対する質の高い CPR を実施できるようになることを伝える。

インストラクターへのヒント
- このレッスンで再生するプロバイダーオプションを選択する（医療機関内または病院搬送前）。

ビデオを再生する
ビデオでは以下の内容について取り上げる。

実演：乳児に対する胸骨圧迫
- 実演を見るためマネキンの横に座るよう受講者に指示する。
- 受講者に対し，実演を見た後，乳児の胸骨圧迫を練習すること，30 回の圧迫を 3 セット行うことを伝える。

ビデオを見ながら練習（PWW）：乳児に対する胸骨圧迫
ビデオを再生する前に，ビデオに沿って胸骨圧迫の手順を実施するよう受講者に指示する。受講者に以下のことを指示する。
- 乳児を固く平らな表面に寝かせる。
- 乳児の胸部中央，乳頭間線のすぐ下，胸骨の下半分に 2 本の指を置く。胸骨の先端を圧迫しないこと。
- 胸郭の厚みの少なくとも 1/3（約 4 cm）の深さまで，強く速く押す。1 分あたり 100～120 回のテンポで胸骨圧迫を行う。
- 胸骨を圧迫した後，胸郭が完全に元に戻るのを待ってから再び圧迫する。圧迫と圧迫の間に胸部にもたれかからないこと。
- 圧迫の中断を最小限に抑える（中断が 10 秒未満になるようにする）。

受講者に以下のことを指示する。すべてのビデオセグメントについて，すべての受講者が練習セッションを修了するまで何回でも PWW セグメントを繰り返す。講習を通して受講者を観察し，そのパフォーマンスに対して良い点や改善すべき点のフィードバックを与える。

ビデオを再生する
ビデオでは以下の内容について取り上げる。

実演：乳児用バッグマスク

- 実演を見るためマネキンの横に座るよう受講者に指示する。
- 受講者に対し，実演を見た後，乳児用バッグマスクを使って練習すること，各受講者が2回の人工呼吸を5セット行うことを伝える。

ビデオを見ながら練習（PWW）：乳児用バッグマスク

ビデオを再生する前に，ビデオに沿って乳児用バッグマスクの使用手順を実施するよう受講者に指示する。受講者に以下のことを指示する。

- 傷病者の頭部のすぐ上の位置につく。
- 傷病者の鼻をガイドにして，正しい位置にマスクを当てる。
- ECクランプ法によりマスクを正しい位置に装着しながら，下顎を挙上し，気道が確保された状態を保つ。
  - 頭部後屈－顎先挙上法を実施する。
  - 傷病者の鼻をガイドにして，正しい位置にマスクを当てる。
  - 片方の手の人差し指と親指を「C」の形になるようにしてマスクの端に置き，マスクの縁を顔に押し当てる。
  - 残りの指を使用して顎の角度を上げ（3本の指が「E」の形になる），気道を確保し，マスクに顔を押し当てる。
- 胸が上がることを確認しながら，バッグを押して人工呼吸を行う（1回につき1秒間かけて）。酸素供給の有無にかかわらず，人工呼吸は1秒間かけて行う。
  - 受講者に対し，人工呼吸を2回行って胸が上がることを確認させる。
- PWWセグメントは，すべての受講者が練習セッションを修了するまで何回でも繰り返す。

ビデオを再生する
ビデオでは以下の内容について取り上げる。

実演：乳児に対する2人法のCPR

- 実演を見るためマネキンの横に座るよう受講者に指示する。
- 受講者に対し，実演を見た後，乳児に対する2人法のCPRの手順でそれぞれの役割を練習することを伝える。救助者1と救助者2の役割をそれぞれに割り当てる。
- 最初にPWWセグメントを行い，その後でビデオを繰り返して再生し，受講者の役割を交代して練習させる。各受講者が15：2のCPRを3セット行う。

ビデオを見ながら練習（PWW）：乳児に対する2人法のCPR

ビデオを再生する前に，ビデオに沿って以下の処置を実施するよう受講者に指示する。

救助者1

救助者1に，傷病者の足の横に位置をとり，胸郭包み込み両母指圧迫法で胸骨圧迫の練習をするよう指示する。

- 胸郭の厚みの少なくとも1/3（約4 cm）の深さまで圧迫する。
- 圧迫のテンポは1分あたり100〜120回。
- 胸骨を圧迫した後，胸壁が完全に元に戻るのを待ってから再び圧迫する。圧迫と圧迫の間に胸部にもたれかからないこと。
- 圧迫の中断を最小限に抑える（中断が10秒未満になるようにする）。
- 胸骨圧迫と人工呼吸の比率を15：2とする。
- 胸骨圧迫の回数を声に出して数える。

救助者2

救助者2に，傷病者の頭部側に位置をとり，気道を確保するよう指示する。受講者は以下のようにする。

- 頭部後屈－顎先挙上法または下顎挙上法を実施する
- バッグマスクを使った人工呼吸を行う。その際，胸の上がりを確認し，過剰な換気を避けること

十分に深く速い圧迫を行うこと，胸郭が完全に元に戻るのを待ってから次の圧迫を行うことを救助者1に対して促すよう，救助者2に指示する。以下の主要概念を強調する：強く速く押すこと，胸壁が完全に元に戻るまで待ってから次の圧迫を行うこと，人工呼吸を行うときは胸の上がりを確認すること，胸骨圧迫の中断を最小限に抑えること（中断が10秒未満になるようにする）。

セグメント練習を繰り返す

受講者の役割を交代してPWWセグメントを繰り返すよう受講者に指示する。

受講者による練習：乳児に対する高い能力を持つチームのアクティビティ（オプション）

高い能力を持つチームの追加練習として，受講者は乳児に対するシナリオを用いた「高い能力を持つチームのアクティビティ」を実施できる。以下のシナリオでアクティビティを実施する方法の詳細については，「HeartCode BLS レッスンプラン」の「レッスン5：高い能力を持つチーム」を参照のこと。

「あなたがたは，生後9カ月の乳児が食後に呼吸困難になったという親からの通報に対し，複数救助者チームの一部として対応します。」

レッスン 8
窒息の解除

8 分

- パート 1：成人および小児の窒息
- パート 2：乳児の窒息

学習目標
受講者に，このレッスンを修了すると，以下のことができるようになることを説明する
- 成人または小児における異物による気道閉塞を解除する技術を説明できる
- 乳児における異物による気道閉塞を解除する技術を説明できる

インストラクターへのヒント
- このレッスンで再生するプロバイダーオプションを選択する（医療機関内または病院搬送前）。
- 受講者はこのレッスンの復習のため，オンラインコースのプロバイダーマニュアルの「パート 11：成人／小児／乳児に対する窒息の解除」を参照することができる。

ディスカッション
以下の質問を行って，受講者と一緒に成人および小児の窒息について確認する。
- 軽度と重度の気道閉塞の違いは？
  - 軽度の気道閉塞：傷病者は，
    - 話せる，または発声ができる
    - 大きく声を出して咳ができる
  - 重度の気道閉塞：傷病者は，
    - 呼吸できない，話せない，発声できない，または
    - 声を出さない咳をする，または
    - 窒息の徴候が見られる
- 一般的な窒息の徴候とは？
  - 片手または両手を喉元に当てる
- 重度の窒息の成人にはどの部分に突き上げ法を行うか？
  - 腹部突き上げ法ではへそのやや上
  - 大柄な人もしくは妊婦，または車椅子の人の場合：胸部突き上げ法では胸骨の下半分
- 窒息している人に対して無闇に指で掻き出そうとしないことがなぜ重要なのか？
  - 異物がさらに喉の奥に詰まる可能性があるため
- 重度の窒息の小児にはどの部分に突き上げ法を行うか？
  - 腹部突き上げ法ではへそのやや上
  - 大柄な小児の場合：胸部突き上げ法では胸骨の下半分

- 小児に突き上げ法を行う場合と成人に突き上げ法を行う場合では，自分の身体の位置はどのように違うか？
  - 小児の身体の大きさによっては，膝をついて突き上げをしなければならない場合もある

成人の窒息を解除する腹部突き上げ法の手の位置を受講者に練習してもらう場合，受講者は自分自身に手を置き，インストラクターが手の位置を見て確認してもよい。

ビデオを再生する

ビデオでは以下の内容について取り上げる。

実演：反応がある乳児に対する窒息の解除

- 実演が見える位置をとるように，受講者に指示する。
- 受講者に対し，実演を見た後，反応のある乳児の窒息を解除する練習を行うこと，背部叩打法5回と胸部突き上げ法5回を1サイクル行うことを伝える。

ビデオを見ながら練習（PWW）：反応がある乳児に対する窒息の解除

ビデオを再生する前に，ビデオに沿って反応がある乳児に対する窒息を解除する手順を実施するよう受講者に指示する。受講者に以下のことを指示する。

- 乳児を膝にのせてひざまずくか座る。
- 乳児の胸部から衣服（上半身）を脱がせる（容易に脱がすことができる場合）。
- 乳児の顔を下に向けて抱き，胸部を救助者の前腕にのせ，頭部は胸部よりやや下げる。乳児の頭部と下顎を手で支える。乳児の喉の軟組織を圧迫しないようにする。前腕を膝または大腿部の上に置き，乳児を支える。
- 手のひらの付け根で，乳児の肩甲骨の間の位置で背部叩打法を最大5回行う。異物を除去するため，毎回十分な強さで叩打する。
- 背部叩打法を最大5回行った後，空いている方の手を乳児の背中に置き，手のひらで乳児の後頭部を支える。一方の手のひらで乳児の顔と下顎を支え，もう一方の手のひらで後頭部を支えながら，救助者の両方の前腕ではさむようにして乳児をそっと抱える。
- 慎重に乳児の頭部と頸部を支えながら，そのままひっくり返す。大腿部にのせた前腕で，乳児を仰向けの状態で支える。乳児の頭部は体幹よりも低い位置に保つ。
- 胸骨の下半分の中央の位置（CPRにおける胸骨圧迫と同じ位置）で，下に向かって胸部突き上げ法を最大5回行う。胸部突き上げ法は，1秒あたり約1回のテンポで，異物を除去するために毎回十分な力を込めて行う。
- 異物が除去されるまで，または乳児が反応を示さなくなるまで，背部叩打法と胸部突き上げ法をそれぞれ最大5回行う手順を繰り返す。
  - 乳児が反応を示さなくなった場合は，救急対応システムに出動を要請する。CPRを開始し，気道を確保するたびに，喉の奥にある異物を探す。

PWWセグメントは，すべての受講者が練習セッションを修了するまで何回でも繰り返す。受講者を観察し，そのパフォーマンスに対して良い点や改善すべき点のフィードバックを与える。

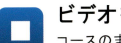 **ビデオを停止する**
コースのまとめをするため，受講者に元の席に戻るよう指示する。

レッスン9
まとめ

2分

インストラクターへのヒント

- コースで行った内容のまとめをする際は，受講者主体にディスカッションを実施させる。1，2名の受講者に，コースで気づいたことや学んだことを尋ねる。
- 継続的にスキルの練習を行うことの重要性を受講者に説明する。プロバイダーが標準の蘇生コースを受講した場合，オンライン講習にせよ対面講習にせよ，受講者のスキルは時間が経つに従って低下することがエビデンスで示されている。受講後のトレーニングに必要なAHAのリソースなど，学習をさらに深めるための具体的な方法について，受講者に適切な説明を与える。

ディスカッション

コースのまとめに，受講者と以下を話し合う：

- 受講していただいたことへのお礼を受講者に述べる。
- コースで習得した内容をまとめる。「パート3：コースの指導」の「HeartCode BLSの概要」を参照のこと。
- スキルテストの前に質問がないか受講者に尋ねる。
- 注意：HeartCode BLSの受講者は，教室での講習の前のオンライン講習中に評価フォームに入力する。

レッスン 10
スキルテスト

40 分

オプション：この成人に対する CPR および AED のスキルテストも，「HeartCode BLS レッスンプラン」の「レッスン 5：高い能力を持つチーム」の最後に実施してよい。

パート 1：成人に対する CPR および AED のスキルテスト

パート 2：乳児に対する CPR のスキルテスト

インストラクターへのヒント

- スキルテストを行う際は，講習の前にスキルテストチェックリストを確認し，準備を整えておく。全手順について受講者を正しくテストできるよう，すべての教材を準備しておく。
- スキルテストの前に，受講者にスキルテストチェックリストを確認させておく。

ディスカッション

成人に対する CPR および AED のスキルテストの前に，試験に関する以下の文章を各受講者に対して読み上げる（全受講者に対して一度に読み上げてもかまわない）。

「このテストは，実際の状況を想定したものです。傷病者を救命するために必要であると考えられる処置を行ってください。自分が行う行動は自分自身で判断する必要があります。例えば，マネキンに対して反応の有無を確認し，反応がない場合は，反応のない人に対する必要な行動を行う必要があります。私はシナリオを読み上げますが，質問には一切答えることはできません。私のことは，みなさんと一緒に到着したもう一人の医療従事者と考え，サポートが必要であれば言ってください。ミスをしたり，何か重要なことをし忘れたりした場合でも，途中で止めないでください。最善を尽くしてミスを修正してください。終了の指示があるまで，実際の緊急事態と同じように対処を続けてください。開始する前に，何か質問はありますか？」

スキルテスト

- 成人に対する BLS スキルのテスト方法に関する説明については，「パート 4：成人に対する CPR および AED スキルテストのチェックリスト」を参照のこと。重要なスキルの説明に従って受講者が習熟度を実証したら，各スキルにチェックマークを付ける。
- スキルテスト開始後に受講者から BLS スキルまたは手順に関する質問を受けても，回答してはならない。代わりに，「最善であると考えられることをしてください」と伝える。受講者からマネキンの処置に関する質問を受けたら，「自分自身でマネキンを確認し，救命に必要であると考えられることをしてください」と伝える。受講者が自信なさそうに見えたら，自分でマネキンを評価して必要な処置を行うよう繰り返し伝える。

ディスカッション

乳児に対する CPR のスキルテストの前に，以下の文章を受講者に対して読み上げる（全受講者に対して一度に読み上げてもかまわない）。

「このテストは，実際の状況を想定したものです。傷病者を救命するために必要であると考えられる処置を行ってください。自分の行動は自分自身で判断する必要があります。例えば，マネキンに対して反応の有無を確認し，反応がない場合は，反応のない人に対する必要な対処を行う必要があります。私はシナリオを読み上げますが，質問には一切答えることはできません。私のことは，みなさんと一緒に到着したもう一人の医療従事者と考え，サポートが必要であれば言ってください。ミスをしたり，何か重要なことをし忘れたりした場合でも，途中で止めないでください。最善を尽くしてミスを修正してください。終了の指示があるまで，実際の緊急事態と同じように対処を続けてください。開始する前に，何か質問はありますか？」

スキルテスト

- 乳児に対する BLS スキルテストの具体的な内容については，「パート 4：テスト」の「乳児に対する CPR スキルテストチェックリスト」を参照する。重要なスキルの説明に従って受講者が習熟度を実証したら，各スキルにチェックマークを付ける。

- スキルテスト開始後に受講者から BLS スキルまたは手順に関する質問を受けても，回答してはならない。代わりに，「最善であると考えられることをしてください」と伝える。受講者からマネキンの処置に関する質問を受けたら，「自分自身でマネキンを確認し，救命に必要であると考えられることをしてください」と伝える。受講者が自信なさそうに見えたら，自分でマネキンを評価して必要な処置を行うよう繰り返し伝える。

補習

補習が必要な受講者については，以下の手順に従うとともに，「HeartCode BLS レッスンプラン」の「レッスン 11：補習」を参照する。

- 成人に対する CPR および AED のスキルテスト，また乳児に対する CPR のスキルテストにおいて，受講者がどこでつまずいたかを確認する。

- 必要に応じて，ビデオのセクションを再生するかスキルを練習してもらい，確実に習得させる。

- 必要に応じて，スキルを再度テストする。

- 一部の受講者は，スキルの習熟度を実証してコース修了カードを受け取るために，追加の練習またはコースの再受講が必要となる場合がある。

レッスン 11
補習

インストラクターへのヒント
- 受講者がコース中にスキルテストに合格できなかった場合は，正式な補習レッスンを実施する。
- 受講者の補習および再テストの詳細については、「レッスン1：一般的な概念」を参照のこと。
- インストラクターは，受講者がコースのどのセクションを正しく完了できていないのかを判断する必要がある。

ビデオを再生する：スキルテストの補習
- 必要に応じてビデオの説明や PWW セクションをもう一度再生して学習内容を確実に習得させ，受講者に追加練習の機会を与える。
- 受講者が十分と感じ，スキルテストに進む準備ができるまで練習を繰り返す。
    - 一部の受講者は，スキルの習熟度を実証してコース修了カードを受け取るために，追加の練習またはコースの再受講が必要となる場合がある。
- スキルテストチェックリストのすべてのボックスに完了を示すチェックマークが付いていない場合は，正式な補習を行う。

スキルテスト
- 必要に応じて，スキルテストチェックリストを用いて BLS スキルの再テストを実施する。スキルテストの実施に関するその他の指示については、「HeartCode BLS レッスンプラン」のレッスン 10 を参照のこと。

コース後
コースの直後

各コースの終了後：

- コースで使用したすべての書類を回収して整理し，不備がないかを点検する。
- 部屋を片付ける。
- 器材を清掃して保管する。
- トレーニングセンターのコースレポートフォームに記入する。
- コース評価のコメントを読んで検討する。
- 支援スタッフとデブリーフィングを実施する。
- トレーニングセンターが定めた方法に従ってeカードを発行する。不明な点がある場合は，トレーニングセンターのコーディネーターに確認する。
    - 注意事項：コース修了カードは，講習終了後20営業日以内に受講者が受け取れなければならない。この期間内に受講者にカードが送付されるようにするためには，コースの修了後はできるだけ早くトレーニングセンターへ書類を提出しなければならない。

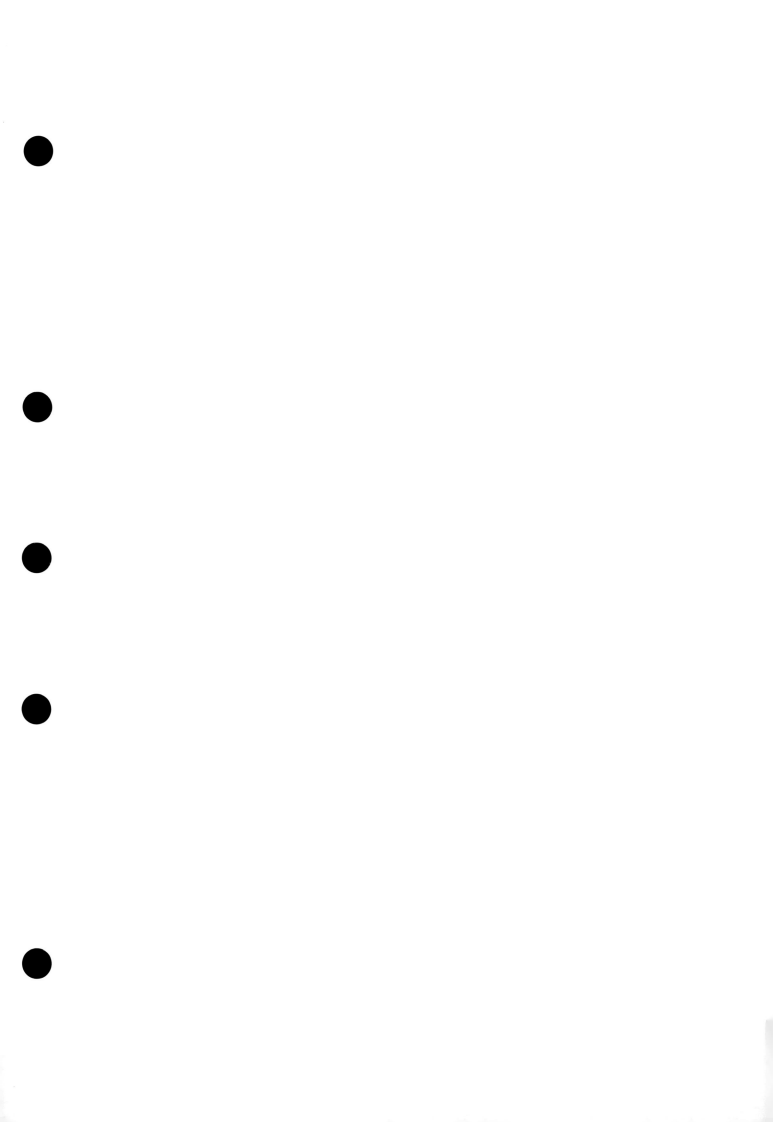

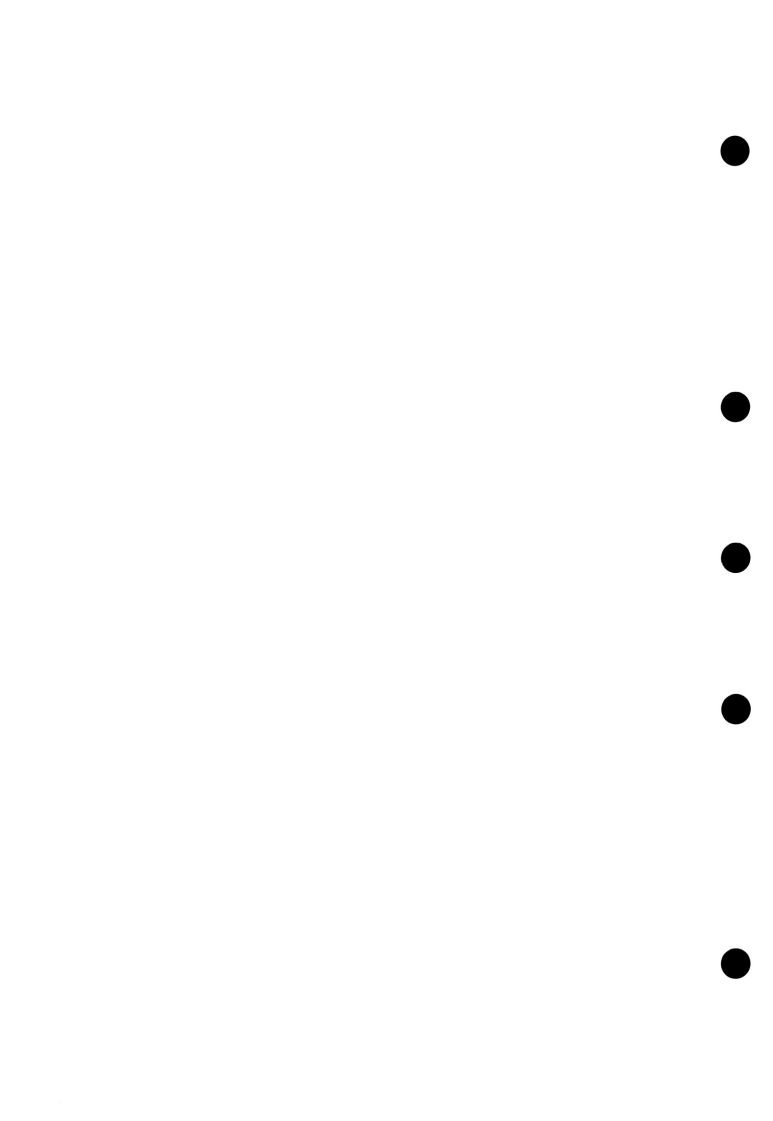

-
-
-
-
-